AF396272

EMPLOI MÉDICAL DE L'ARSENIC

PARTICULIÈREMENT

DANS LES MALADIES DE LA PEAU

ET LES FIÈVRES INTERMITTENTES,

PAR LE DOCTEUR GIBERT,

Médecin de l'hôpital Saint-Louis.

La question de l'emploi thérapeutique de l'arsenic est réellement à l'ordre du jour.

Un médecin distingué, M. le docteur Boudin, a appelé l'attention de l'Académie et du gouvernement sur l'économie, l'innocuité et les avantages que présentait la liqueur arsenicale qu'il emploie contre les fièvres intermittentes de l'armée. Biett, à l'imitation des médecins anglais, avait popularisé l'usage des préparations arsenicales dans le traitement des maladies de la peau, et cet usage est resté en vogue dans les salles de l'hôpital Saint-Louis.

Quelques travaux récents, publiés dans le *Bulletin de Thérapeutique* et ailleurs, ont encouragé les praticiens de nos jours à répéter les expériences faites dans la fin du dernier siècle et dans les premières années de celui-ci par un assez grand nombre de médecins célèbres, tant en France qu'à l'étranger... Et la découverte récente de principes arsenicaux (à la vérité, en bien minime proportion) dans un grand nombre d'eaux minérales de France et d'Allemagne, est venue encore ajouter à la vogue que paraissent tendre à reprendre aujourd'hui dans la thérapeutique usuelle les préparations arsenicales.

D'autre part, pourtant, la renommée si terrible de l'arsenic comme poison restera toujours un grand obstacle à son emploi comme médicament, et il ne faut rien moins que l'autorité des noms les plus éminents, et la multiplicité des faits authentiques et bien observés, pour légitimer les tentatives faites pour réhabiliter l'usage thérapeutique de l'arsenic.

Ayant eu l'occasion, dans ma spécialité, d'administrer très-fréquemment les préparations arsenicales, et de consulter la plupart des documents recueillis sur leur emploi qui remonte à la plus haute antiquité, j'ai pensé que je pourrais être utile aux praticiens en leur offrant un résumé de ces expériences et de ces recherches, aussi court, aussi substantiel, et surtout aussi fidèle que possible, et je me suis décidé à publier ce mémoire, fruit d'un grand nombre d'années d'études et d'observations.

I. Toutes les préparations arsenicales usitées en médecine sont vénéneuses, et par conséquent ne peuvent être administrées qu'à une dose très-minime et avec de grandes précautions. L'application même extérieure de ces préparations n'est pas toujours exempte de danger. L'une des plus dangereuses, et néanmoins des plus employées, est sans contredit l'arsenic blanc ou *acide arsénieux*, qui est en même temps la plus commune dans le commerce et la plus familière aux empoisonneurs. Le docteur Lachèze fils, d'Angers, a publié en 1837, dans les Annales d'hygiène publique et de médecine légale, un Mémoire où sont contenus des faits bien propres à appeler l'attention des médecins qui ne craignent pas de recourir à l'administration intérieure et prolongée des préparations arsenicales. Parmi ces faits, il en est quelques-uns qui tendent à préparer la solution de ce problème si important pour le thérapeutiste : *A quelle dose l'arsenic commence-t-il à devenir vénéneux ?* L'auteur cherche d'abord à établir le mode d'action de l'arsenic. Lorsqu'il est donné à une faible dose et en une seule fois, il agit sur l'estomac seul et ne produit que des accidents passagers et peu dangereux, tels que sentiment de pesanteur dans l'estomac, sentiment âcre dans le trajet de l'œsophage, puis vomissement qui fait disparaître ce malaise du sujet. Mais si la dose est plus forte, les phénomènes indiqués sont plus graves, se répètent, se prolongent; il s'y joint des coliques et une lassitude générale qui peut durer plusieurs jours. Il y a dès lors un commencement de malaise et de souffrance générale qui annonce que le mal a pénétré plus loin que l'estomac, et que le système nerveux général lui-même est influencé. Ces accidents généraux deviennent bien plus intenses, et sont portés jusqu'à l'état convulsif, lorsque la dose d'arsenic s'élève ou qu'elle est répétée. Le mode d'administration a aussi une grande importance ; il suffit, en effet, que l'acide arsénieux soit donné en poudre plus ou moins ténue pour que la rapidité et la gravité du mal qu'il provoque varient beaucoup, ce qu'explique naturellement la facilité plus ou moins grande de l'absorption exercée sur le poison par la membrane interne de l'estomac.

Ainsi, dans un cas rapporté dans l'ancien Journal de médecine, année 1787, tome LXX, par M. Laborde, une fille de vingt-sept ans croqua sous ses dents, pendant une partie de la journée, de l'arsenic qu'on lui avait donné en masse ; elle resta plusieurs heures sans éprouver d'accident, et ne mourut ensuite qu'après dix heures environ de souffrance.

Enfin, lorsque de faibles doses d'arsenic sont successivement données pendant plusieurs jours, l'estomac et le canal intestinal paraissent presque exclusivement atteints, et la mort peut arriver par suite d'une altération profonde de ces organes ; les accidents nerveux généraux sont peu graves, surtout dans les premiers temps. Aussi des médecins appelés dans des cas de ce genre ont pu méconnaître la nature du mal, et ne voir qu'une *gastro-entérite* grave là où il y avait réellement *empoisonnement*. C'est là, toutefois, il faut le dire, un des nombreux indices qui signalent le danger des idées systématiques en médecine ; car ces erreurs de diagnostic ont été commises sous le règne non encore éteint de la médecine *physiologique*, qui avait tellement exagéré la fréquence et la gravité de la *gastro-entérite spontanée*, qu'on croyait trop souvent rencontrer cette maladie dans des cas où les accidents digestifs reconnaissaient une cause tout à fait spéciale.

En résumé, plusieurs faibles doses d'arsenic données successivement causent l'empoisonnement lent, tel qu'il a été décrit par Chaussier et M. Orfila.

Un huitième de grain d'arsenic (environ 5 milligrammes), mêlé à 3 ou 4 onces (1 hectogramme) de pain et pris par une personne bien portante n'agit qu'en causant un vomissement subit. Mais si un repas entier a été fait avec ce pain dont il a été consommé ainsi de 250 à 500 grammes, contenant de 10 à 20 ou 25 milligrammes (un quart à un demi-grain), les symptômes sont beaucoup plus tranchés et commencent à constituer un véritable empoisonnement. Si, le lendemain, la même dose est renouvelée, les accidents prennent de suite une grande intensité.

Deux individus qui ont succombé, l'un après six semaines environ de maladie, l'autre au bout de deux mois et demi seulement, n'avaient guère pris que 8 à 10 centigrammes (1 grain 1/2 à 2 grains) d'arsenic en quatre jours. Ainsi donc 5 à 6 milligrammes d'arsenic introduits dans l'estomac, au milieu des substances alimentaires, suffisant pour causer le vomissement ; une dose variant de 12 à 25 milligrammes détermine des vomissements, des coliques, une fatigue générale, symptômes qui constituent un empoisonnement proprement dit ; cette dose répétée le lendemain redouble les accidents, trouble le système nerveux et peut procurer une incapacité de travail de plusieurs jours ; quatre doses successives, c'est-à-dire, de 5 à 10 centigrammes en tout, causent une gastro-entérite et une lésion des centres nerveux suffisantes pour détruire la vie. Tels sont du moins les résultats observés chez les individus soumis à des tentatives d'empoisonnement, dont M. Lachèze a rapporté l'histoire. Je n'ignore pas (ajoute l'auteur que nous venons de citer) que, mêlé à de la soude ou de la potasse, dans les solutions de Bréra, Fowler, Pearson, on a quelquefois donné l'arsenic à la dose de 1/3 et même 2/3 de grain (18 à 36 milligrammes), pour combattre des fièvres intermittentes ; mais ces doses ont été atteintes en passant successivement par des doses inférieures, et rarement l'ont-elles été sans que le malade en souffrît. Un homme à qui Foderé donnait des pilules de Barton, ayant pris près de 25 milligrammes d'arsenic dans une journée, fut pendant huit jours gravement malade ; et Monro rapporte qu'un médecin de Londres vit périr un homme qui avait pris, d'après l'avis d'un charlatan, 1/4 de grain (12 milligrammes) d'arsenic.

J'avais recueilli à l'hôpital Saint-Louis, dès 1819, un assez grand nombre d'observations de *maladies de la peau* traitées par les sels arsenicaux ; en général, on commençait par la dose minime d'un 16ᵉ de grain (environ 3 milligrammes) par jour, pour s'élever graduellement jusqu'à un 8ᵉ (6 milligrammes) au plus, et encore était-on assez fréquemment obligé de suspendre l'administration du remède à cause des accidents d'irritation gastro-intestinale qu'il provoquait, tels que nausées, vomissements, coliques, diarrhée, etc.

On trouve dans le cahier d'octobre 1813 du journal de Hufeland, un article fort intéressant du docteur Ebers, de Breslaw, qui s'élève contre l'emploi des préparations arsenicales dans le traitement des fièvres intermittentes et qui signale les dangereux effets de ce genre de remède. Il affirme avoir souvent eu occasion d'observer à Breslaw les effets nuisibles, tant instantanés que consécutifs, des préparations arsenicales. Il existait autrefois, dit-il, à Breslaw deux charlatans connus, qui, malgré les punitions qu'on leur avait infligées, débitèrent secrètement et pendant plusieurs années des gouttes arsenicales, au moyen desquelles ils réussirent souvent à guérir des fièvres. Mais on a vu aussi, dans cette ville, une quantité d'infortunés dont, par l'effet de ces gouttes, la santé a été à jamais détruite, et qui remplirent les hôpitaux, pour y mourir d'affections organiques du bas-ventre, d'hydropisie et de fièvre lente.

II. Appliqué même à l'extérieur, comme caustique, dans le traitement des affections cancéreuses, l'arsenic a été assez souvent l'occasion
du développement d'accidents graves et qui ont présenté tous les caractères de l'empoisonnement. Le tome XXXVII de la Bibliothèque médicale, année 1812, contient, aux pages 213 et suivantes, l'observation de deux enfants, dont l'un périt empoisonné, et l'autre fut sauvé,
après avoir été gravement indisposé, par suite de l'application d'une
poudre arsenicale sur des gerçures qui existaient au pli des cuisses.
Cette poudre détermina l'inflammation gangréneuse de la peau dans
le lieu malade, et l'inflammation de l'appareil digestif avec mouvements convulsifs chez l'enfant qui succomba. J'ai vu périr à l'Hôtel-
Dieu, en 1818, un malheureux auquel, après l'abrasion d'un large
ulcère cancéreux de la joue, on avait appliqué la poudre arsenicale de
Rousselot : il succomba en proie à des accidents d'empoisonnement,
du dixième au onzième jour qui suivit cette application, après trois
jours de maladie grave. Ces faits et beaucoup d'autres mentionnés par
divers auteurs (Fernel, Fabrice de Hilden, Morgagni, Roux, Dugas,
etc.) doivent inspirer une grande réserve au médecin qui veut employer les préparations arsenicales, soit à l'intérieur, soit même à l'extérieur : il était important de les rappeler avant de nous occuper de
l'arsenic sous le rapport thérapeutique.

III. Les anciens n'employaient les préparations arsenicales qu'à
l'extérieur ; ils se servaient surtout de *l'orpiment* ou sulfure jaune
d'arsenic, qui entrait dans plusieurs des onguents et emplâtres qu'ils
appliquaient aux maladies de la peau : j'ai mentionné quelques-unes
de ces formules dans mon Traité pratique sur ces maladies.

Le docteur Desgranges, de Lyon, a publié dans le journal de la
Société de médecine de Paris, tome XXX, cahier de novembre 1807,
un Mémoire où sont rassemblés tous les faits épars dans divers ouvrages
sur l'arsenic considéré comme médicament interne, et employé, 1° dans
le traitement des fièvres intermittentes ; 2° dans celui des cancers, des
dartres, et autres maladies rebelles. L'usage des préparations arsenicales à l'intérieur ne remonte guère qu'au dix-septième siècle. Rosinus
Lentitius qui exerçait, vers la fin de ce siècle, la médecine à Stuttgard,
les préconise administrées de cette manière contre les fièvres intermittentes. Après lui, Wepfer, Frédéric Hoffmann, Gaspard Neuman,
Fowler, Backer, Pearson, Brera, Plenciz, Foderé et beaucoup d'autres médecins anglais, allemands, français et italiens, ont eu recours à
ce mode d'administration, qu'un médecin militaire éminent, M. le
docteur Boudin, s'efforce aujourd'hui de réhabiliter.

Appliqué *à l'extérieur*, sur une surface excoriée, et à plus forte raison sur une plaie véritable, l'arsenic (à l'état d'arsenic blanc ou acide arsénieux) provoque presque constamment le développement d'accidents inflammatoires intenses, qui succèdent rapidement à la cautérisation ; d'où le précepte de n'en appliquer qu'une couche très-mince, et dans une étendue très-limitée : celle d'une pièce de deux francs, par exemple.

Administré à l'intérieur, le plus ordinairement sous la forme de sel, il détermine facilement, même à dose minime, pour peu qu'on en prolonge l'usage, de l'ardeur à la gorge, une légère stimulation de l'estomac et de l'intestin, qui, parfois, s'annonce par l'augmentation de l'appétit, mais plus souvent amène un état nauséeux, quelques coliques, et assez fréquemment de la diarrhée. A ces phénomènes locaux se joignent une chaleur générale, de la tension, du prurit, de la chaleur à la peau, qui rougit assez souvent dans les points malades, l'augmentation de la transpiration et des urines dans quelques circonstances, enfin l'accélération du pouls.

Ces effets *directs* du remède annoncent qu'il doit jouir d'effets *indirects*, ou thérapeutiques, assez prononcés ; reste à savoir s'ils ne sont pas trop achetés par les graves inconvénients qu'offre l'emploi d'un médicament aussi facilement vénéneux, et surtout s'ils sont assez durables et assez notoirement préférables à ceux produits par des remèdes d'une autre nature, pour qu'on doive y recourir d'une manière usuelle. C'est ce que va nous apprendre l'examen rapide des cas où on a préconisé l'usage des préparations arsenicales.

IV. *Administration de l'arsenic à l'intérieur.* Les préparations que l'on emploie sont : les *pilules asiatiques,* qui contiennent chacune 4 milligrammes d'acide arsénieux, et ont le poivre noir pour excipient : on n'en donne qu'une par jour ; la solution d'arsénite de potasse, dite de *Fowler*, que l'on donne à la dose de deux à vingt gouttes, chaque matin à jeun, dans un peu d'eau sucrée, dose qui représente à peu près la même fraction, à son *summum*, et qui doit d'ailleurs être soigneusement graduée ; la solution d'arséniate de soude, dite de *Pearson*, qui est plus facile à manier, et qui peut être administrée graduellement, depuis la dose de 1 gramme jusqu'à celle de 3 ou 4 grammes, représentant au *minimum*, par lequel on doit toujours commencer, à peu près 4 à 5 milligrammes du sel arsenical. M. Biett avait encore essayé, à l'hôpital Saint-Louis, l'arséniate d'ammoniaque, en solution, et l'arséniate de fer, en pilules.

Les fièvres intermittentes, les maladies de la peau et le cancer, telles sont les affections dans le traitement desquelles on a particulièrement conseillé l'emploi de l'arsenic. Il faut y joindre quelques essais peu concluants qui ont été faits dans certaines maladies nerveuses, et comme antidote du virus rabique et de quelques autres venins.

1° *Fièvres intermittentes.* « Les poisons à petite dose, a dit Withering, sont les meilleurs médicaments ; et les meilleurs médicaments à trop grandes doses sont des poisons. » Conséquents à ce principe, beaucoup de médecins de la fin du dix-huitième et de la première partie du dix-neuvième siècle ont vanté l'usage de l'arsenic dans les fièvres, quelques-uns même l'ont regardé comme préférable dans certains cas au quinquina administré à haute dose. Fowler (dont le travail a paru en 1786) rapporte qu'il a rarement manqué la guérison des fièvres intermittentes et des migraines périodiques, au moyen de sa solution arsenicale, administrée d'après la méthode suivante : trente-six gouttes de solution sont données en trois doses, une à six heures du matin, la seconde à deux heures, la troisième à dix heures du soir, sans avoir égard aux heures des accès : chaque dose est étendue dans une demi-tasse d'eau. On continue ainsi cinq jours de suite, puis lorsque l'accès a manqué, la solution est suspendue pendant deux ou trois jours, après quoi on y revient pendant trois autres jours, pour prévenir la rechute. Si la fièvre résiste, on combine le remède avec l'administration du quinquina. Fowler prescrit d'ailleurs de proportionner la dose à l'âge du malade, en donnant seulement à la fois, deux à cinq gouttes aux enfants de deux à quatre ans, sept à dix gouttes à ceux de huit à douze ans, etc.

Broussais avait eu occasion de constater les effets de ce traitement appliqué aux fiévreux, par un médecin espagnol, des environs de Bayonne, à l'hôpital de Oyarzum. Il a consigné le fruit de ses remarques dans le Bulletin des sciences médicales, cahier d'avril 1810. Les malades attaqués de fièvres intermittentes, tierces ou quotidiennes, étaient tous traités, depuis près d'une année, par la solution d'arsénite de potasse, et, suivant le docteur espagnol, avec le plus grand succès. Aucune fièvre, selon lui, ne résistait à ce traitement prolongé tout au plus cinq jours. Le remède occasionnait-il des douleurs d'estomac ? Il suffisait d'en suspendre l'usage et de donner une boisson adoucissante pour voir céder les accidents, et alors on pouvait revenir à la liqueur minérale. D'ailleurs, il fallait que ces accidents fussent bien prononcés, et le médecin ne tenait pas compte du gonflement érysipélateux de la face avec angine, des nausées, de l'agitation, de l'insomnie, d'un mouvement fébrile continu...., symptômes qu'il n'avait jamais vus entraîner de suites fâcheuses. Plusieurs malades étaient sortis guéris ; il en restait une quinzaine en convalescence. Or, ces prétendus convalescents avaient la figure pâle et triste, le corps bouffi et luisant ou

singulièrement amaigri, point d'appétit, peu de sommeil, une grande
faiblesse avec sentiment de malaise, de la diarrhée, etc. Quelques-uns
de ces sujets succombèrent et présentèrent, à l'autopsie, l'estomac dilaté
et phlogosé, le côlon et surtout le cœcum livides ou même noirs. D'autre part, M. Boullier, médecin à Pont-Sainte-Maxence, rapporte dans
une lettre adressée au rédacteur du recueil périodique de la Société de
médecine de Paris (cahier de novembre 1813), qu'étant chargé du
service médical d'un des hôpitaux militaires de Dantzick, il avait eu,
de juin 1811 à la fin de 1812, de nombreuses occasions de reconnaître l'efficacité de l'arsenic pour la guérison des fièvres intermittentes.
La solution d'arséniate de soude qu'il employait avec prudence, mais
sans timidité, lui paraît l'un des meilleurs succédanés du quinquina.
Le remède doit être suspendu pendant la durée des accès. Sur trois
cents malades traités par la liqueur minérale indiquée, durant les
mois de décembre 1811, janvier, février et mars 1812, M. Boullier
n'en a perdu que cinq.

Deux moururent d'hydropisie et trois de diarrhée colliquative, à la
suite de plusieurs rechutes déterminées par l'intempérance. Un érysipèle à la face, un vomissement considérable chez un second malade,
des coliques et de la diarrhée chez un troisième, tels furent les seuls
accidents observés au début de l'administration du remède, qu'il suffit
de suspendre pour les voir disparaître. On vit plusieurs fois des fièvres
quartes, même anciennes, céder à la troisième ou à la quatrième dose
de la solution arsenicale. Les fièvres quotidiennes, tierces et doubles-
tierces, très-peu nombreuses comparativement aux quartes, parurent
généralement plus rebelles à l'action du fébrifuge. Dans le Mémoire
cité, M. Desgranges rapporte, entre autres observations, celle d'un
homme de vingt-neuf ans, affecté depuis cinq mois d'une fièvre
quarte opiniâtre, avec leucophlegmasie, langueur, engorgement des
viscères abdominaux, et qui fut guéri par l'arsenic. En somme, on ne
peut nier que les préparations arsenicales, et notamment les solutions
d'arsénite de soude ou de potasse, n'aient été employées avec succès
contre les fièvres intermittentes et qu'elles n'aient même réussi dans des
cas où le quinquina avait échoué.

2° *Maladies de la peau.* Nous ne saurions nous écrier avec un écri-
vain moderne, que l'on obtient des *effets merveilleux* de l'administration des préparations arsenicales, dans les affections squammeuses
(*lepra vulgaris*), ainsi que dans l'*eczema* et l'*impetigo* chroniques...
Mais nous reconnaîtrons qu'ayant vu plusieurs fois ces remèdes réussir
entre les mains de M. Biett, et ayant eu depuis lors bien des fois l'occasion de les employer nous-même avec succès, nous ne pourrions cepen-

dant affirmer qu'ils aient plus que d'autres le privilége de prévenir les rechutes si fréquentes dans les maladies dartreuses. Beaucoup de méthodes de traitement diverses réussissent, en effet, dans ces maladies, entre les mains d'un praticien habile et éclairé; mais trop souvent, au bout de quelques mois, on voit reparaître la maladie que l'on avait crue guérie. Nous avons rapporté, dans notre Traité pratique des maladies de la peau, plusieurs observations de mentagre, de *lepra vulgaris*, et de quelques autres affections cutanées chroniques (telles que le *lupus* et l'*elephantiasis*), dans lesquelles les préparations arsenicales ont paru agir avantageusement; toutefois, nous étions souvent resté dans le doute sur le degré de valeur qu'on devait leur accorder comparativement aux remèdes plus vulgaires, mais aussi plus innocents, et nous avions en définitive résumé notre opinion en ces termes : « Quelque dangereux que paraissent au premier abord des médicaments qu'il serait si facile de convertir en poisons, il est certain qu'administrés avec la prudence convenable , suspendus dès que se manifestent des accidents d'irritation gastrique, pour n'être repris ensuite qu'à des doses aussi faibles que dans le commencement, on ne les voit jamais suivis de ces résultats fâcheux, regardés comme inévitables par les médecins aveuglés par des idées préconçues. Certainement, on doit à ces remèdes actifs quelques guérisons. Toutefois, il est clair qu'ils ne conviennent point à tous les sujets ni dans toutes les circonstances, et que l'état d'excitation ou d'atonie des téguments suffit souvent pour en contre-indiquer ou en réclamer l'usage. Quelquefois, en effet, ils déterminent dans les régions de la peau affectée une sorte de travail inflammatoire qui contribue puissamment à la résolution..., mais qui ne pourrait manquer d'avoir des inconvénients, si déjà il existait dans les téguments malades une irritation un peu vive. Déjà nous avons mentionné leur action irritante sur l'appareil digestif. Si, d'autre part , dans la crainte de ses effets dangereux, on réduit le médicament à des doses minimes, il est probable qu'il devient à peu près inerte; en sorte que, pour notre part, nous usons rarement de cette classe de remèdes. » Depuis l'époque de cette publication, une expérience plus étendue et plus variée nous a rendu plus favorable à la médication arsenicale, et nous donnerons plus loin des preuves à l'appui des bons effets de cette médication.

3° *Cancer.* M. Lefebvre, de Saint-Ildefond, proposa, dans une dissertation publiée en 1775, *un remède éprouvé pour guérir radicalement le cancer.* Ce remède n'était autre que l'administration à l'intérieur d'une solution d'acide arsénieux : quatre grains (2 décigrammes) d'oxyde blanc d'arsenic sublimé dans une pinte (un litre) d'eau distillée.

Une cuillerée à bouche le matin, mêlée à une cuillerée de lait et demi-gros (2 grammes) de sirop diacode. Au bout de huit jours, on réitère la dose le soir ; après quinze jours, on en prescrit une troisième à midi. Quand le premier litre est consommé, on en prend un second, contenant six grains (3 décigrammes) d'arsenic, puis un troisième qui en contient huit (4 décigrammes), dose à laquelle on s'arrête. Le malade fait usage en même temps de petit-lait nitré ou de toute autre tisane adoucissante, il prend des lavements, et une purgation douce tous les huit ou dix jours. Le traitement se compose de six à huit bouteilles au plus. On emploie en même temps l'arsenic comme topique. Si le cancer n'est pas ulcéré, on fait des lotions avec la solution arsenicale à huit grains (4 décigrammes), puis on applique des cataplasmes de pulpe de carottes bouillie avec une dissolution de demi-once (16 grammes) d'arsenic dans du vinaigre distillé, ajoutant sur le feu demi-once (16 grammes) de sucre de saturne, un gros et demi (6 grammes) de laudanum, et 6 gros (24 grammes) de feuilles sèches de ciguë, pour une livre de pulpe de carottes. Les cancers ulcérés sont pansés d'une manière analogue, sauf que l'on coupe la solution arsenicale avec une décoction de vin rouge ou de quinquina, et que l'on a soin de proportionner exactement la grandeur des cataplasmes à celle de l'ulcère, sans l'étendre au delà.

M. Desgranges, de Lyon, dans son Mémoire sur l'arsenic, inséré dans le tome XXX, p. 356, du Recueil périodique de la Société de médecine, publia plus tard les résultats défavorables des essais auxquels il s'était livré, d'après les instructions du docteur Lefebvre. Plusieurs femmes atteintes de cancer au sein, aux aines, à la matrice, furent traitées à l'hôpital de Lyon, conformément à cette méthode ; aucune n'en éprouva le moindre soulagement ; toutes ressentirent, au contraire, des angoisses précordiales, des spasmes et des souffrances dans l'estomac et les intestins, avec des malaises qui firent abandonner l'usage de l'arsenic.

D'autres médecins ont préconisé l'administration intérieure de l'*arséniate de soude* contre le cancer, mais la plupart des observateurs s'accordent à reconnaître que les préparations arsenicales sont aussi impuissantes que tous les autres médicaments internes employés jusqu'ici contre cette terrible maladie, et que de plus, elles provoquent facilement des accidents.

Les préparations arsenicales ont encore été essayées avec quelque avantage dans les *syphilides* et dans les *scrofules* ; on cite quelques exemples de maladies nerveuses graves où elles ont paru utiles ; mais tous ces faits ont grand besoin de confirmation, et ne peuvent être encore regardés comme ayant droit de domicile dans la science.

V. *Usage externe de l'arsenic.* Les anciens, comme nous l'avons dit, employaient assez souvent l'*orpiment*, ou sulfure jaune d'arsenic, soit comme épilatoire et mêlé alors à la chaux, soit comme cathérétique, dans diverses maladies cutanées chroniques, et en particulier dans les affections lépreuses et cancéreuses. De nos jours encore, on fait un assez fréquent usage de l'arsenic comme caustique dans le traitement des cancers de la peau et du *lupus*, mais on se sert presque exclusivement de l'arsenic blanc ou *acide arsénieux*, caustique énergique et poison dangereux. La poudre du frère Cosme, modifiée par Rousselot, et de nos jours, par Dubois et Dupuytren, est une des plus employées.

M. Dubois prenait deux parties d'acide arsénieux, seize de cinabre, seize de sang-dragon ; mêlait les poudres et en faisait une pâte à l'aide de la salive, puis l'étalait en une couche de un à deux ou même quatre à cinq millimètres sur l'ulcère, qui était ensuite recouvert d'une toile d'araignée. Au bout de quelques jours, il se développait une tuméfaction érysipélateuse, quelquefois accompagnée de fièvre et d'accidents nerveux graves (quand l'application était faite au visage) ; l'escarre se détachait dans l'espace de deux, trois à quatre semaines. Lorsque l'inflammation avait été modérée, et que rien ne venait entraver la guérison, on trouvait parfois la cicatrice formée quand la croûte escarrotique achevait de se détacher.

Dupuytren, réservant ce caustique puissant pour les cas les plus graves, se bornait, dans le *lupus* et les carcinomes superficiels, quelquefois après avoir avivé la surface à l'aide d'un vésicatoire, ou l'avoir seulement nettoyée par des lotions et des cataplasmes, à saupoudrer l'ulcération, au moyen d'une petite houppe de charpie, d'une couche de 1 à 2 millimètres d'épaisseur de poudre préparée avec quatre à huit parties d'acide arsénieux, et quatre-vingt-seize à quatre-vingt-douze parties de calomel.

Les remèdes de Plunket (1784), de Justamond, d'Hellmand (1825), sont aussi des topiques dont l'acide arsénieux forme le principe actif.

Nous avons indiqué, ci-dessus, les dangers que peuvent présenter ces remèdes lorsqu'ils ne sont pas appliqués avec la prudence convenable ; on ne peut d'ailleurs leur attribuer aucune vertu spéciale contre le cancer ; évidemment, ils n'agissent que comme caustiques.

Ce premier et rapide aperçu jeté sur notre sujet, nous allons entrer maintenant dans des développements plus étendus. Citons, en attendant, outre les indications contenues dans cet article, quelques écrits à consulter sur la matière. Nous aurons bientôt l'occasion d'en mentionner plusieurs autres.

Voir Foderé : Recherches expérimentales faites à l'hôpital civil et militaire de Martigues, sur la nature des fièvres à périodes, et sur la valeur des différents remèdes substitués au quinquina, spécialement sur les propriétés médicales de l'arséniate de soude ; Marseille, 1810.

Annales cliniques de Montpellier, cah. de février, 1811. Recherches analytiques sur les principaux remèdes employés contre le cancer.

Harles (Ch. Fr.). *De arsenici usu in medicina*. Nuremberg, 1811.

Patrix. L'art d'appliquer la pâte arsenicale. Paris, 1816.

Godelle. Considérations sur la nature et le traitement du cancer, dans le tome II, de l'an 1836, de la Revue médicale.

Bayle (G. L.). Traité des maladies cancéreuses ; ouvrage posthume, 1839, tome II, p. 474 et page 559.

Observation d'urticaire intermittente guérie par la solution arsenicale de Fowler, dans le tome IV, de l'an 1827, de la nouvelle Bibliothèque médicale, et article *Arsenic* (thérapeutique) du nouveau Dictionnaire de médecine, en 24 vol, t. IV, 1833. Voir, surtout, le tome supplémentaire, récemment paru, du Dictionnaire de Thérapeutique et de matière médicale, de M. Mérat, et le Traité de thérapeutique de M. Trousseau, article *Arsenic*.

Avant d'entrer dans le détail des expériences cliniques relatives à l'emploi de l'arsenic contre les *fièvres intermittentes, les maladies de la peau* et le *cancer*, nous donnerons un court résumé de l'historique de la question thérapeutique envisagée d'une manière générale (1).

I. On sait que les anciens ne connaissaient et n'employaient que les sulfures natifs désignés sous les noms d'*orpiment* et de *réalgar* (sulfures natifs mélangés parfois d'une faible quantité d'acide arsénieux), et qu'ils les appliquaient surtout comme topiques.

Dioscoride désigne l'orpiment sous le nom d'arsenic et le réalgar sous celui de sandaraque. Il leur reconnaît des propriétés styptiques et escarrotiques. Unis à la résine, à l'huile de rose ou à d'autres excipients, ils étaient appliqués aux maladies de la peau invétérées. Mais, en outre, le réalgar était administré *à l'intérieur*, suspendu dans une émulsion, contre la suppuration des poumons ; uni à du miel, dans l'enrouement ; en potion, combiné à la résine, dans l'asthme. Enfin, brûlé avec la résine et réduit à l'état de vapeur, on en faisait des fumigations pulmonaires, au moyen d'un siphon introduit dans la bouche, dans les toux invétérées.

M. Trousseau a répété de nos jours les essais thérapeutiques des an-

____

(1) Voir la Monographie latine de Harles sur l'usage de l'*arsenic* (1811).

ciens, en substituant l'acide arsénieux aux sulfures d'arsenic, et prétend en avoir retiré quelques bons effets dans le catarrhe chronique et même dans la phthisie. Il n'a pas craint même de joindre, à l'administration interne du remède en pilules, des fumigations respiratoires faites à l'aide de cigarettes préparées avec du papier imbibé d'une solution d'arséniate de soude. Ces fumigations, je l'avoue, m'inspirent peu de confiance : ou elles sont incomplètes et mal prises, comme c'est le cas le plus ordinaire, et alors elles sont à peu près de nul effet ; ou la vapeur est bien aspirée et pénètre dans les voies respiratoires, et alors elles offrent un danger sérieux. On connaît l'exemple de ce chimiste subitement empoisonné par quelques aspirations de vapeurs mêlées d'hydrogène arséniqué.

Aussi, lorsque dans la peste de Marseille on s'avisa, je ne sais d'après quelle autorité, de faire dans les maisons des fumigations prétendues désinfectantes avec l'acide arsénieux, Chirac se hâta de les faire cesser en les proclamant éminemment dangereuses. On lit dans le *Bulletin des sciences médicales* de Férussac, t. XIV, p. 285, que le docteur **J.** Walt, qui s'était exposé dans une chambre close aux vapeurs de 6 grains d'acide arsénieux brûlés sur des charbons, fut pris la nuit suivante d'anxiété, resserrement de la trachée, céphalalgie, qui le fatiguèrent beaucoup et le forcèrent à renouveler l'air de la chambre.

Les Arabes continuèrent les traditions des anciens, mais se servant presque uniquement des sulfures d'arsenic comme topiques épilatoires, détersifs et cathérétiques...; en quoi ils furent imités par les chirurgiens du moyen âge, qui employèrent aussi comme caustique l'acide arsénieux ou arsenic blanc.

Avicenne toutefois mentionne aussi leur usage en potion, où ils sont combinés avec l'hydromel, dans les crachements de sang et de pus, les toux chroniques, la suppuration des poumons, et même, sous forme pilulaire, contre l'asthme, et en lavements contre les hémorrhoïdes.

Toutes les formules épilatoires des anciens, imitées par les Arabes et par les Orientaux, contenaient du sulfure natif d'arsenic ordinairement uni à la chaux.

Lorsque l'acide arsénieux fut à son tour employé en médecine, on n'osa guère s'en servir qu'à l'extérieur, comme caustique, et c'est ainsi qu'il a acquis une réputation justement méritée dans la poudre de *Rousselot* et dans la pâte arsenicale du frère *Cosme* (1).

_____

(1) C'est Albucasis qui paraît avoir le premier décrit, avec soin, le meilleur procédé pour préparer l'arsenic blanc ou acide arsénieux, dans le douzième siècle.

Il est fort douteux que les arabistes et les médecins du treizième au

On suppose que c'est la dissolution de cet acide dans l'eau que les empoisonneurs célèbres des seizième, dix-septième et dix-huitième siècles administraient à leurs victimes en Italie et en France.

Ce poison énergique était cependant employé comme remède par les médecins indiens dans les maladies lépreuses, et un médecin anglais, Fowler, ne craignit pas, à la fin du siècle dernier, de conseiller comme *fébrifuge* la solution *d'arsénite de potasse*, à l'imitation d'un charlatan qui distribuait cette liqueur sous le nom de gouttes fébrifuges privilégiées. Quelques médecins allemands avaient déjà préconisé, dans le même but, la solution d'acide arsénieux (1).

Stoerk blâma l'usage de ce poison minéral avec la même énergie qu'il mettait à populariser les remèdes empruntés aux poisons végétaux, et réussit assez longtemps à repousser les tentatives faites pour introduire dans la thérapeutique l'usage interne de l'acide arsénieux et de ses composés. Toutefois, à l'imitation de Slevogt, professeur à Iéna, qui, dès le commencement du dix-huitième siècle, avait publié ses essais thérapeutiques sur l'arsenic considéré comme *fébrifuge*, Plencitz en Allemagne, Fowler en Angleterre, Fodéré en France, popularisèrent l'emploi de l'acide arsénieux et des sels arsenicaux, dans le traitement des fièvres intermittentes (2).

Forcés de reconnaître par l'exemple de ces médecins célèbres que

seizième siècle aient employé, *à l'intérieur*, ce poison énergique; mais on trouve dans les écrits de Théodore, de Guy de Chauliac, de Savonarola, de Lanfranc, etc., des preuves de l'emploi de l'arsenic blanc, à l'extérieur, comme escarrotique, antiseptique et détersif.

Toutefois, il appert de quelques passages de la Matière médicale de Geoffroy (Paris, 1741, tome I), que dans l'Inde on se servait fort anciennement d'eau ou de vin qui avait séjourné dans des vases *arsenicaux*, comme médicament interne; et Langius, d'après Murray (Apparat méd., tome III), nous apprend que l'arsenic blanc était employé contre l'asthme dans la Dacie et la Pannonie.

(1) Lemery (Cours de chimie, 1675) et Wepfer (Cicut. aquat. histor., 1679), qui tous deux blâmaient l'usage interne de l'arsenic, rapportent cependant qu'il était depuis longtemps connu et employé en France, en Italie et ailleurs, comme *fébrifuge*.

Toutefois, dans le dix-septième et le dix-huitième siècle, la plupart des médecins étaient contraires à cet usage, et, sauf quelques chirurgiens militaires et quelques praticiens civils plus hardis que d'autres, l'arsenic n'entrait guère pour l'administration interne que dans les recettes empiriques des charlatans.

(2) Adrien Slevogt peut être regardé comme le premier auteur recommandable qui, appuyé sur de nombreuses expériences personnelles, ait réhabilité l'usage intérieur de l'arsenic, en 1700 et 1719. Il ne craignait point de porter la dose de l'acide arsénieux (étendu à la vérité dans une grande quantité d'eau et de mucilage), à un demi-grain, un grain et même

les préparations arsenicales pouvaient être administrées sans accidents comme fébrifuges, les adversaires de la médication arsenicale se rejetèrent sur la possibilité du développement d'accidents tardifs ; mais le professeur Bréra qui, en Italie, imitait l'exemple des médecins allemands, anglais et français, a soin de faire remarquer que, soigneux de vérifier ce qu'il pouvait y avoir de fondé dans les craintes exprimées sur les effets consécutifs de l'arsenic, il ne manquait pas l'occasion de s'assurer, dans le cours des années qui suivaient le traitement, de la santé des individus qu'il avait guéris de la fièvre au moyen de sa liqueur arsenicale (fort analogue à celle de Fowler). Jamais il n'eut à constater le moindre signe qui pût révéler quelque altération organique que l'on pût attribuer à l'arsenic. Au contraire, tous ceux qu'il avait guéris étaient restés depuis lors sains et bien portants.

Nous avons pu bien des fois, de notre côté, constater le maintien intact de la santé générale chez des sujets traités, à plusieurs reprises, de maladies de la peau par les préparations arsenicales, sans qu'aucun accident sérieux se fût produit, soit pendant le traitement, soit durant les mois et les années écoulées depuis.

Nous reviendrons d'ailleurs, dans le chapitre suivant, sur l'arsenic considéré comme fébrifuge.

Il nous faut maintenant mentionner les essais tentés dans le traitement de diverses autres maladies, telles que les névroses, les névralgies, les affections scrofuleuses et syphilitiques.

un grain et demi en un jour, et il affirme n'avoir jamais vu d'effets fâcheux de cette méthode, qu'il regarde comme supérieure à toutes les autres dans le traitement des fièvres intermittentes.

La poudre de *Plencitz* (Prague et Vienne, 1783) était composée d'un mélange où l'arsenic blanc était combiné à la myrrhe, au poivre long, au soufre, etc. Employée comme fébrifuge, sur un grand nombre de sujets, elle ne causa jamais d'accidents, au dire des auteurs (père et fils), bien que dans quelques cas la dose de l'arsenic se fût trouvée portée à la quantité considérable d'un demi-grain par jour.

Plusieurs médecins anglais célèbres, qui, à l'imitation de leur compatriote Fowler, usèrent de ce remède contre les fièvres, à la fin du siècle dernier et au commencement de celui-ci, s'en trouvèrent bien. Willan, entre autres (1786), et Pearson (1806), en ont fait l'éloge. Willan dit, en propres termes, que la solution arsenicale de Fowler, méthodiquement administrée, lui paraît le remède le plus sûr, le plus efficace et le plus commode qui existe contre les fièvres d'accès.

A plus forte raison, Pearson, dont la liqueur arsenicale est plus étendue que celle de Fowler, regarde-t-il cette solution comme exempte de danger. Aussi n'hésita-t-il point à l'employer chez un prince royal, le duc d'York, qu'il guérit par ce moyen d'une fièvre intermittente qui avait résisté au quinquina.

Le célèbre Moscati, dans les Mémoires de l'Institut de Bologne, cite un fait qui semblerait indiquer que dans les provinces voisines de l'Italie septentrionale, on avait conservé les traditions des anciens sur l'usage de l'arsenic. Les Illyriens et les Dalmates continuaient d'avoir recours, contre l'asthme et la dyspnée, à l'inspiration des vapeurs de l'arsenic brûlé sur des charbons. Moscati parle même d'un curé sujet à l'asthme, qui se débarrassait de ses accès en respirant la fumée du bois en combustion, n'osant pas recourir à celle de l'arsenic, dont il connaissait pourtant la renommée populaire. Il avait appris, en effet, que les Morlaques et les habitants des montagnes de l'Albanie et de la Dalmatie, lorsqu'ils étaient atteints d'asthme chronique, avaient coutume, pour se guérir, d'aspirer la vapeur qui s'élevait d'un entonnoir placé sur un vase où de l'arsenic blanc projeté sur de la braise brûlait et se vaporisait.

Harles (1), dont la curieuse et intéressante monographie contient un historique complet et détaillé de l'emploi thérapeutique de l'arsenic, a réuni aux observations empruntées à ses prédécesseurs une série de faits relatifs à quelques tentatives plus récentes dans la voie que nous venons d'indiquer.

L'*asthme* spasmodique et intermittent (dans lequel Harles blâme toutefois la méthode infidèle et dangereuse des fumigations), l'*angine de poitrine* et diverses autres névroses et névralgies ont été, suivant lui, combattues avec quelque succès par les préparations arsenicales.

Harles cite le fait rapporté par Alexander comme un exemple de guérison d'angine de poitrine.

Un homme âgé de cinquante-sept ans, sujet à des attaques violentes de cette affection convulsive, fut guéri par la liqueur de Fowler administrée à la dose de 6 gouttes trois fois par jour. Dès la première administration du remède l'accès fut supprimé, et il ne s'en montra plus ultérieurement que quelques-uns fort légers, qui cédèrent à leur tour. Pendant la durée du mal le sujet avait très-bien toléré le remède, mais il fallut y renoncer dès que la santé fut complétement rétablie.

M. le docteur Debout a lu à la Société de médecine les succès qu'il a obtenus de l'usage de l'acide arsénieux étendu de beaucoup d'eau et administré à petite dose dans certaines affections du cœur accompagnées d'ascite et d'anasarque.

M. le docteur Martin Solon a porté au contraire cet acide à la dose de 5 et même 10 centigrammes par jour (en solution suffisamment

____

(1) *De arsenici usu in medicinâ.* Norimb., 1811.

étendue), et a obtenu aussi dans des cas analogues la diminution de la dyspnée et de l'hydropisie symptomatiques. L'épilepsie, la céphalalgie rebelle ont offert quelques exemples de guérison par la liqueur de Fowler ou l'élixir arsenical d'Hoffmann.

Des deux observations d'épilepsie rapportées par Harles, la première a été transmise par lettres, par Hoffmann; la seconde est propre à l'auteur. Un jeune homme de vingt-deux ans, robuste et bien portant, fut pris d'épilepsie à la suite d'une vive terreur. Le mal durait depuis trois ans et sévissait surtout dans les mois de décembre et de janvier, de manière à ce qu'à certains jours il se produisait jusqu'à dix ou douze accès très-violents. Les antispasmodiques diminuèrent la force et la fréquence des accès, sans pouvoir les dissiper. Le mal était revenu à son intensité première, lorsqu'on le combattit de nouveau par les antispasmodiques unis à l'opium et à la liqueur de corne de cerf. Cependant un accès se reproduisait chaque matin, précédé d'une légère horripilation et suivi de céphalalgie et de stupeur. Hoffmann eut alors recours à son élixir *arsenical*, combiné à l'infusion de valériane et de menthe poivrée ; en quatre jours les accès disparurent et ne se sont pas reproduits.

Une jeune fille de la campagne, âgée de vingt ans, atteinte aussi d'épilepsie depuis trois ans à la suite d'une grande frayeur, et sujette à des accès qui se reproduisaient, à quelques jours d'intervalle, jusqu'à deux et trois fois en vingt-quatre heures, parut également guérie par la liqueur arsenicale (arsénite de soude) prise à la dose de 12 à 15 gouttes, deux à trois fois par jour. Mais le médicament n'ayant été pris que durant quinze jours, le mal ne tarda pas à reparaître.

La même solution, administrée à peu près de même, contre une céphalalgie ancienne et rebelle qui revenait irrégulièrement et offrait tous les caractères d'une névralgie cérébrale, sur un homme d'environ cinquante ans, obtint un succès merveilleux. Le fait traduit d'un journal américain et inséré dans la Revue médicale, 1828, t. II, p. 281, offre des détails curieux, mais, selon moi, point assez probants pour inspirer une confiance absolue dans l'action spécifique attribuée au remède.

Fowler, lui-même, avait observé sept cas de guérison de névralgie périodique par sa liqueur arsenicale.

Plusieurs exemples de guérison de chorée ou danse de Saint-Guy sont mentionnés dans le Med.-chir. Journal of London, 1820. Fodéré s'est servi avec succès de la solution de Pearson dans quelques cas d'affections catarrhales, de dyspnée et d'asthme humide.

Une seconde observation du docteur Hoffmann est rapportée par

2

Harles, comme exemple de guérison d'une névralgie encéphalique :

Un homme, âgé de quarante ans, souffrait d'une céphalalgie atroce et poussée jusqu'au délire furieux, qui revenait chaque matin de sept heures à une heure de l'après-midi. Beaucoup de remèdes avaient échoué. L'administration de l'*élixir arsenical* dans une infusion de valériane et de calamus aromaticus supprima le mal en une nuit.

Harles (ouvr. cité, p. 255) rapporte encore l'exemple curieux d'un jeune médecin de ses amis, atteint d'une *phthisie laryngée* caractérisée par la douleur et le gonflement du larynx, l'altération de la voix qui rendait la parole difficile et laborieuse, la toux, une expectoration parfois ensanglantée. Il avait fait beaucoup de remèdes, et malgré l'opposition de Harles, qui ne croyait pas le cas favorable, à cause de l'état mélancolique du sujet, de l'état de pléthore abdominale, de la débilité des entrailles..., il eut enfin recours à la liqueur arsenicale qui produisit les meilleurs effets. La douleur cessa, la parole redevint facile... Malheureusement, peu de temps après, à la suite de fatigues, un typhus grave survint et enleva ce jeune homme en huit jours.

Thomas Giddelstone (Lond. med. and phys. Journ., févr. 1806), qui prétendait avoir employé avec succès l'arsenic contre les affections cutanées chroniques et les maladies vermineuses, vante aussi ce remède contre les affections syphilitiques dégénérées qui ont résisté aux mercuriaux.

Au dire du même auteur, Beddoes, qui employait la solution de Fowler le plus souvent jointe à des teintures, à des infusions, à des décoctions aromatiques, amères ou sudorifiques, combattait avec succès la diathèse scrofuleuse et même la phthisie pulmonaire à l'aide de ce remède.

Enfin Desgranges, dans le travail que nous avons cité plus haut, termine, par le résumé suivant, la revue thérapeutique sur l'arsenic, qu'il publia en 1807 :

« De toutes les propriétés médicales attribuées à l'arsenic, celle de guérir les fièvres intermittentes est la plus réelle et la mieux constatée.... N'oublions pas que c'est après quarante ans d'un heureux emploi du fébrifuge minéral en substance, que les docteurs de Plencitz en faisaient l'éloge et en recommandaient fortement l'usage. — Les effets médicaux de l'arsenic sont moins saillants, à mon avis, ou moins prouvés, si l'on veut, dans les affections internes autres que la fièvre, pour lesquelles plusieurs médecins n'ont pourtant pas craint d'y recourir. Et ces maladies sont jusqu'à présent :

1. Les cancers ouverts ou occultes. 2. Les affections graves de la peau, dartres, lèpres, etc. 3. Les ulcères scrofuleux, vénériens ou dé-

générés, même avec carie aux os. 4. Les obstructions. 5. La leuco-
phlegmatie. 6. L'hydropisie ascite. 7. Les maladies vermineuses.
8. Les spasmes. 9. L'angine de poitrine. 10. La phthisie strumeuse,
mésentérique , tuberculeuse, etc. »

Nous ne pouvons nous dispenser, avant d'aller plus loin, d'ajouter
à ce court résumé historique quelques remarques générales sur l'action
thérapeutique de l'arsenic.

II. La variété extrême des cas pathologiques où certains observateurs
ont cru trouver des exemples de l'efficacité de l'arsenic, est pour nous
un grand motif d'incertitude sur le degré de valeur du remède. Trop
souvent, comme nous avons eu occasion de le faire remarquer ailleurs, on s'est plu à attribuer à l'arsenic des effets qui dépendaient de
causes diverses ; et, par exemple, dans les cas où la diurèse a été pro-
duite par l'administration de l'acide arsénieux très-étendu d'eau, il ne
faut pas croire que la dose quotidienne d'eau administrée n'ait pas eu
elle-même quelque influence sur cette diurèse. Que de choses il y
aurait à dire sur les effets curatifs attribués à l'arsenic dans les névroses, les névralgies, les maladies de la peau, les fièvres intermittentes elles-mêmes !... affections dans le cours desquelles il n'est pas
toujours facile de préciser la part d'influence des médicaments administrés.

Les effets directs ou primitifs de l'acide arsénieux employé à dose
médicamenteuse ne sont qu'un diminutif des effets toxiques que nous
avons signalés au commencement de ce travail. Ils dénotent tous un
degré d'excitation plus ou moins vive de l'estomac et de l'intestin,
bientôt suivie d'efforts d'excrétions alvines et urinaires destinés à dé-
barrasser l'économie du principe nuisible qui y a été introduit. Une
seconde période annonce l'action plus profonde et plus reculée de l'arsenic sur les systèmes nerveux et circulatoire, action déprimante qui
a été placée en première ligne par les médecins de l'école italienne, si
bien que, même dans l'empoisonnement arsenical, c'est surtout à combattre cet affaiblissement secondaire (qui n'est pas alors facile à dis-
tinguer de l'épuisement causé par la douleur et par les évacuations)
que s'attachent les disciples de Rasori. Tandis que, préoccupés des effets locaux de l'arsenic, les médecins français conseillent les émissions
sanguines et le régime antiphlogistique, c'est au régime tonique, au
vin, au bouillon que les médecins italiens ont recours.

Dans les nombreuses expériences thérapeutiques que nous avons
faites avec l'acide arsénieux, nous avons toujours vu une dose peu élevée déterminer facilement chez les sujets irritables la sécheresse du
gosier, du malaise précordial, un état nauséeux, quelques coliques, de

la diarrhée (quelquefois l'augmentation de la sécrétion urinaire), enfin le vomissement, si l'on néglige ces premiers accidents.

Une observation remarquable, commentée par M. Chevalier dans le tome XXXVII, 1re partie, des Annales d'hygiène et de médecine légale, prouve que l'empoisonnement par l'acide arsénieux à doses répétées, ou empoisonnement lent, est remarquable en ce que, après les accidents locaux ou digestifs, se développent des accidents généraux analogues à ceux qui forment le cortége de la fièvre maligne, et que dans ce cas les désordres constatés après la mort dans le tube gastro-intestinal peuvent être fort peu considérables, et surtout nullement caractéristiques de l'empoisonnement par un caustique.

Cette action secondaire déprimante de l'acide arsénieux suffit-elle pour expliquer les succès qu'on lui a attribués lorsqu'il est administré comme remède et par conséquent à petites doses répétées, dans les fièvres, les névroses et les névralgies? C'est ce qu'il serait bien difficile d'établir sur des preuves solides.

A plus forte raison serait-il difficile d'expliquer l'action altérante et résolutive attribuée à l'arsenic dans les affections lymphatiques, strumeuses, syphilitiqnes, dartreuses, etc. Et encore avons-nous supposé les cas où le remède conserve encore quelques qualités vénéneuses que dénotent des effets plus ou moins apparents (1).

Or, dans les cas fort nombreux de maladies cutanées où nous avons administré l'acide arsénieux, très-largement étendu, aucun effet di-

(1) Il a été constaté par les toxicologues modernes et notamment par M. Orfila, que dans les cas d'empoisonnement par l'acide arsénieux, une portion du poison absorbé passait dans le sang, se retrouvait dans les principaux viscères (en particulier dans le foie), et pendant la vie, soit sur l'homme, soit sur les animaux, était rendue avec les urines. Il était, par conséquent, rationnel de rechercher aussi dans les urines des malades soumis aux médications arsenicales, l'acide arsénieux qui devait avoir passé dans les voies circulatoires, d'autant plus facilement, ce semble, qu'il avait été administré à doses très-fractionnées, et, le plus souvent, étendu dans une grande quantité de liquide. Cependant le petit nombre d'expériences faites jusqu'ici, à cette occasion, n'a pu faire constater la présence de l'arsenic dans l'urine, tandis qu'il a été retrouvé en quantité notable dans les matières fécales chez les sujets soumis à l'usage de liqueurs arsenicales. Tel a été du moins le résultat obtenu par M. Chevalier, qui a analysé les urines et les matières fécales d'un individu traité par l'eau de Vichy, à haute dose, et d'un malade soumis à l'usage de la solution d'acide arsénieux dans l'eau distillée, à doses progressives, de manière à arriver à la dose très-considérable de cinq et même six centigrammes d'arsenic en un jour. Cette facilité de l'arsenic à passer directement par les selles expliquerait d'une manière assez satisfaisante comment on a pu l'administrer plusieurs fois sans danger à une dose médicamenteuse assez élevée.

rect n'a été observé qui pût être attribué à l'action du remède (la diurèse elle-même ou au moins une augmentation un peu notable de la
sécrétion urinaire est rare en pareil cas), si ce n'est une plus grande
liberté du ventre chez la plupart des sujets, en sorte que l'effet thérapeutique seul reste pour indiquer l'action de l'arsenic.

Mais, comme nous avons eu le soin de le faire remarquer, cet effet
thérapeutique est presque toujours complexe, et il n'est pas facile de
délimiter la part exacte qui doit revenir à l'arsenic. Dans les fièvres,
le grand nombre seul des observations publiées nous force à reconnaître
la propriété fébrifuge du remède, puisque l'on sait que ces fièvres se
dissipent quelquefois sous les seules influences des modifications hygiéniques et du temps. Dans les maladies de la peau, ces modifications
ont aussi une grande puissance, et quand on y ajoute la longue durée
des traitements, les moyens topiques et autres concurremment employés, la rareté des succès obtenus par le seul emploi des préparations arsenicales, la fréquence des récidives observées à la suite de ces
sortes de cures, il faut bien rabattre de l'efficacité attribuée par quelques praticiens à ce prétendu spécifique.

Dans le cancer, c'est seulement comme topique caustique que l'on
peut admettre l'acide arsénieux, et les effets rapportés à l'administration interne des arsenicaux, en pareil cas, n'ont été constatés par aucun auteur éminent.

Les affections nerveuses, si mobiles, si variables, si sujettes à présenter, même sans l'emploi d'aucun remède actif, des rémissions ou des
intermissions, quelquefois même la cessation de tous les accidents, de-
mandent encore une bien plus grande réserve dans le jugement favorable que l'on pourrait être disposé à porter sur les avantages des
préparations arsenicales dans cette classe de maladies. Restent les
lésions organiques du cœur, des poumons, du système lymphatique
extérieur, dont quelques rares observations semblent offrir des exemples de succès de l'arsenic; mais, sauf peut-être quelques cas d'anasarque ou de dyspnée (notamment ceux qui sont liés à certaines lésions
organiques du cœur, comme dans les observations de MM. Gabalda,
Debout et Martin Solon), les faits recueillis dans les annales de la
science, et pour lesquels nous renvoyons surtout à la monographie de
Harles, sont encore loin d'offrir cette précision et cette exactitude que
l'on exige avec juste raison aujourd'hui pour constituer une preuve de
l'action thérapeutique d'un remède quelconque.

Du moins est-il un résultat bien constaté par les expériences des
médecins modernes, parmi lesquelles nous ne craignons pas de mentionner celles de M. Boudin et les nôtres, c'est que l'acide arsénieux

convenablement étendu d'eau et administré en solution parfaite (or, on sait qu'il est à peine soluble et ne peut être donné par conséquent que dans une grande quantité de véhicule), constitue un médicament dont l'innocuité est complète, pour peu que le médecin en surveille les effets. Il ne sera pas inutile de faire remarquer, à ce propos, que les médecins de la fin du dernier siècle et des premières années de celui-ci, qui employaient surtout l'arsenic comme fébrifuge, administraient de préférence l'arsénite de soude qui est très-soluble, et avaient toujours soin d'étendre la liqueur arsenicale dans des véhicules émollients ou légèrement aromatiques qui rendaient beaucoup moins dangereuse l'action du remède. Biett, au contraire, imité en cela par quelques-uns de ses élèves, ne craignait pas d'employer, pure ou fort peu étendue, la solution de Pearson et même la liqueur de Fowler, et je n'hésite pas à blâmer cette méthode qui provoque facilement des accidents d'irritation gastro-intestinale.

L'arsenic, ainsi que déjà nous avons eu occasion de le dire, a surtout été administré comme remède dans trois classes de maladies, les fièvres intermittentes, le cancer et les *maladies de la peau*. Notre expérience personnelle s'est surtout exercée sur cette dernière classe ; toutefois, nous les passerons toutes trois successivement en revue.

I. *Fièvres intermittentes.* — Quelques médecins n'ont pas craint d'affirmer que l'arsenic devait être préféré au quinquina à haute dose dans le traitement des fièvres ; les autres se sont bornés à le proposer comme succédané du quinquina, quand celui-ci vient à manquer, ou que son prix devient trop élevé, ou bien encore lorsqu'il a échoué. Nous avons cité, dans nos précédents articles, les principaux essais tentés dans cette voie depuis près de cent cinquante ans, mais plus particulièrement depuis soixante-dix ou quatre-vingts ans. L'arsénite de soude et l'arséniate de potasse en solution, tels sont les remèdes anti-périodiques le plus généralement adoptés par les médecins du dix-neuvième siècle.

Cependant, les succès proclamés par Fowler, Pearson, Brera, Fodéré, Harles, n'ayant pu réussir à introduire définitivement dans la thérapeutique vulgaire la médication arsenicale..., principalement, sans doute, à cause des inconvénients graves attachés à l'administration quotidienne des liqueurs si actives et si facilement vénéneuses de *Pearson* et de *Fowler*, il était naturel de chercher à substituer à celles-ci une préparation plus innocente et d'une administration plus commode (1).

(1) La solution de Pearson contient 5 centigrammes d'arsénite de soude pour 30 grammes d'eau distillée, et celle de Fowler, 30 centigrammes.

Cette heureuse innovation a été tentée avec succès par un médecin militaire, M. le docteur Boudin, qui publia, en 1842, les résultats de sa pratique dans les contrées où règnent, à l'état endémique, les fièvres intermittentes et pernicieuses (1). Suivant l'auteur, ce n'est pas seulement contre les affections intermittentes que cette médication est efficace (plus efficace même, selon lui, que le sulfate de quinine); mais elle est encore opposée avec avantage aux accidents continus qui se produisent aussi sous l'influence de l'intoxication paludéenne.

Dans les maladies chroniques, les préparations arsenicales peuvent être prises à toute heure de la journée. Dans les fièvres marécageuses *continues*, on les administre le plus promptement possible et sans attendre une apyrexie, que le médicament est nécessairement appelé à provoquer.

Dans les fièvres intermittentes et rémittentes, dans les névralgies périodiques, le moment d'élection pour l'administration du remède est celui qui précède d'environ trois, cinq ou six heures le paroxysme.

Dans les fièvres à accès éloignés (type tierce, quarte, quintane), on s'abstient, durant les jours d'apyrexie, pour ne donner le médicament que quelques heures avant le paroxysme. Quelquefois, une seule prise suffit pour couper une fièvre rebelle. Si, au contraire, il n'y a qu'une atténuation de l'accès, et, à plus forte raison, s'il n'y a aucun effet produit, on recommence la dose deux et trois fois. Mais si alors le remède échoue, on l'abandonne pour recourir au sulfate de quinine. Toutefois, les fièvres intermittentes anciennes et rebelles nécessitent la continuation du médicament à intervalles en harmonie avec le retour présumable des accès. Dans les maladies chroniques, l'auteur ne craint pas non plus de continuer le remède pendant un laps de temps suffisant.

Cette nécessité de *continuer* l'administration des préparations arsenicales est d'ailleurs, dans la méthode du docteur Boudin, comme dans toutes les autres, le principal écueil de la médication, puisque ce n'est guère que dans ce cas que l'on est exposé à voir survenir des accidents d'intoxication. Mais ces accidents sont toujours beaucoup moins à redouter dans une méthode où la formule adoptée pour la composition de la liqueur arsenicale offre l'acide arsénieux étendu dans une grande quantité d'eau.

d'arsénite de potasse pour la même quantité d'excipient, ce qui est énorme.

(1) Traité des fièvres des pays chauds; suivi de Recherches sur l'emploi thérapeutique des préparations arsenicales, par le docteur Boudin, médecin en chef de l'hôpital militaire de Marseille.

Voici cette formule, telle que nous l'avons adoptée dans nos expérimentations cliniques de l'hôpital, comme dans notre pratique de la ville :

Pr. — Eau distillée.................... 500 grammes.

Acide arsénieux................... 5 centigramm.

pour cinq doses, une seule par jour.

Il faut noter que l'acide arsénieux étant très-peu soluble, quelques pharmaciens ont le tort d'ajouter à l'eau un peu de bicarbonate de soude alcalin, ce qui dénature le médicament. Nous prescrivons, nous, la dissolution opérée complétement dans l'eau distillée, à l'aide d'un ballon chauffé à la lampe, et nous faisons étiqueter la fiole d'une échelle de cinq ou de six degrés, suivant que nous voulons administrer une dose ou une demi-dose par jour, ou bien encore la dose en deux prises, une le matin, une le soir. Au moment de la prendre, le malade mêle cette dose à une certaine quantité de sirop de gomme. Le mieux encore est de faire partager la totalité en cinq fioles contenant chacune un centigramme d'acide arsénieux.

Dans les fièvres intermittentes, comme le malade n'a qu'une ou deux, ou trois, au plus, de ces doses à prendre, on peut, comme le prescrit M. Boudin, administrer la dose d'un cinquième, c'est-à-dire cent grammes d'eau distillée tenant en dissolution un centigramme d'acide arsénieux. Et il est bien digne de remarque que cette dose considérable, grâce à la quantité d'eau dans laquelle elle est étendue, est toujours innocente, tandis que souvent, avec la solution de *Fowler*, où l'arsenic est en solution beaucoup plus concentrée, on ne peut pas même en administrer impunément la moitié chez beaucoup de sujets ; surtout si, comme le faisait Biett, on néglige d'étendre dans un excipient aqueux la dose de liqueur de Fowler. Mais dans les affections chroniques, et notamment dans les *maladies de la peau,* où il faut continuer longtemps l'administration du remède, il vaut mieux ne donner que la moitié de la dose. Néanmoins, comme j'aurai soin de le dire un peu plus loin, il est beaucoup de sujets qui prennent durant plusieurs semaines, et même durant plusieurs mois, sans éprouver d'accidents, un centigramme d'acide arsénieux ainsi étendu dans cent grammes d'eau distillée, tous les jours, soit en une seule prise le matin à jeun, soit en deux prises, une le matin, une le soir.

Trois ans après la publication de son livre, M. le docteur Boudin, devenu alors médecin de l'hôpital militaire de Versailles, fut amené à produire de nouveaux arguments à l'appui de sa thérapeutique, à l'occasion d'une discussion qui s'engagea à l'Académie de médecine sur le traitement des fièvres intermittentes par l'arsenic.

M. Mérat résume cette argumentation de la manière suivante, dans le volume supplémentaire récemment paru de son Dictionnaire (1).

« M. le docteur Boudin, médecin en chef de l'hôpital militaire de Versailles s'est fait, dans ces derniers temps, le défenseur de l'emploi de l'arsenic contre les fièvres intermittentes. M. le docteur Bally ayant combattu, d'après sa propre expérience, dans la séance du 19 août 1845, à l'Académie de médecine, la prétendue efficacité de l'arsenic dans ces maladies (inefficacité appuyée en outre par M. Rochoux, et combattue par M. Guéneau de Mussy (2)), M. Boudin écrivit, à la séance suivante, à cette compagnie, qu'après s'être soumis lui-même pendant long-temps à l'usage des préparations arsenicales, et s'être pleinement convaincu de leur innocuité à dose thérapeutique, et avec la seule observation des précautions ordinaires dont on entoure maintenant le maniement de tous les médicaments héroïques, il les avait administrées, depuis 1840, à deux mille neuf cent quarante-sept malades, *et qu'il n'avait pas constaté une seule fois l'accident le plus léger imputable à ce médicament.*

« Le plus grand nombre de ses malades soumis au traitement arsenical étaient atteints de fièvres intermittentes ou rémittentes ; plus de deux mille avaient été traités antérieurement de une à dix fois par la quinine. Plus de cinq cents avaient dû prendre vainement et pendant plusieurs jours de la quinine avant de lui être adressés.

« Ces malades n'ont été l'objet d'aucun triage préalable ; tous indistinctement, et pendant des années entières, ont été soumis par centaines au traitement arsenical et avec un résultat tel, qu'il est arrivé à M. Boudin de rester souvent plus d'un an sans avoir à recourir à l'emploi de la quinine. Il n'a fait choix d'aucun âge, d'aucune saison; seulement il a reconnu, pendant plusieurs étés, la nécessité d'augmenter la dose moyenne d'arsenic. Il a donné ce métal à des malades venant du Sénégal, de l'Algérie, de la Corse, de l'Italie, de la Syrie, etc.

---

(1) Dictionnaire universel de matière médicale et de thérapeutique générale, de MM. Mérat et Delens. Supplément au tome VII, par F. V. Mérat. Paris, 1846. (Article *Arsenic*, page 65).

(2) M. Guéneau de Mussy rapporta dans cette séance, à l'appui de l'efficacité de l'arsenic, un exemple de guérison de fièvre quotidienne observée dans son service de l'Hôtel-Dieu. Le sulfate de quinine avait échoué : il suffit d'une dose de 40 grammes de liqueur arsenicale (contenant seulement 4 milligrammes d'acide arsénieux) pour guérir en quatre jours la malade à laquelle on n'avait administré d'abord que 10 grammes de la même solution. (Voir le Bulletin de l'Académie de médecine, tome X, 1845.) Nous croyons savoir que dans quelques autres cas ultérieurs, le même remède a échoué dans le service du même médecin.

Pendant les cinq années qu'ont duré ces essais, ses succès ont été publiés dans tous les pays, et les médecins de tous ces pays ont répété sa méthode. Le traitement a été en général court, les récidives peu fréquentes ; ce qu'il attribue à ce qu'il continue le traitement pendant huit à dix jours à très-faible dose, après la cessation de la fièvre... Quant à ceux qui objectent à l'emploi de l'arsenic ses qualités vénéneuses, M. Boudin leur répète ce que disait Paracelse il y a trois cents ans : *c'est précisément parce que c'est un poison qu'il guérit.*

N'en déplaise à Paracelse et à M. Boudin, il y a un assez grand nombre de remèdes qui guérissent sans être vénéneux, surtout au degré redoutable qu'offre l'acide arsénieux, pour que cette *qualité* de poison reste pour nous un grave sujet de répugnance. Aussi n'hésitons-nous pas à préférer en général le sulfate de quinine à l'acide arsénieux, quel que soit le désavantage qu'offre le premier produit sous le rapport économique.

Mais, d'un autre côté, nous n'hésitons pas davantage à recourir à la liqueur arsenicale du docteur Boudin, dans les cas rares et exceptionnels où le sulfate de quinine échoue.

Ajoutons que dans toute statistique où l'on aurait en vue d'établir sur des chiffres la prééminence de l'arsenic, il faut toujours se tenir en garde contre les cas où la guérison a lieu, non pas par l'effet du remède employé, mais seulement *pendant qu'on l'emploie.*

Qui ne sait que pour les fièvres intermittentes en particulier, surtout dans nos hôpitaux de Paris, ou même dans la pratique de la ville, on voit la maladie guérir sous la seule influence de conditions hygiéniques favorables ?

Ne cite-t-on pas, à l'occasion d'expérimentations cliniques faites sur la poudre de feuille de houx, sur la salicine et autres prétendus fébrifuges, le soin préliminaire que prit fort judicieusement le médecin d'un grand hôpital de Paris, de soumettre d'abord à l'expectation pure et simple un certain nombre de fiévreux ? Or, sur vingt sujets atteints de fièvre intermittente, on en vit ainsi guérir *dix-huit !*

Quoi qu'il en soit, un médecin hollandais a publié récemment dans les Annales de la Société de médecine d'Anvers (1848), une statistique nouvelle en l'honneur de la médication arsenicale ; en voici les principaux résultats :

La formule de la liqueur employée consistait en une once d'eau, contenant en solution un huitième de grain d'acide arsénieux et administrée par cuillerées à café, toutes les trois heures.

Chez quarante-huit sujets, deux doses ont suffi pour couper la fièvre. Chez douze, il a fallu donner de demi à trois quarts de grain. Quatre autres ont pris de un grain à un grain et un quart. Un autre, en quatre semaines, a pris deux grains un huitième. Huit cas ont été réfractaires : en tout, soixante-treize malades traités, sur lesquels dix-sept récidives, dont une seule a nécessité le sulfate de quinine.

D'après tout ce que nous venons de dire, et en faisant la part des cas où la fièvre a pu disparaître pendant l'administration de la liqueur arsenicale, sans qu'il faille rapporter à celle-ci les honneurs de la guérison, on ne saurait se refuser à admettre la propriété fébrifuge de cette liqueur, en même temps qu'à reconnaître son innocuité lorsque la prudence et la méthode président à son administration.

Dans une lecture, faite en 1849, à l'Académie de médecine , M. le docteur Boudin, tout en maintenant la plupart de ses assertions antérieures, a présenté quelques modifications à sa méthode : nous ne les jugeons point assez importantes pour les mentionner ici.

Les lecteurs de ce journal ont eu récemment sous les yeux les observations de M. le docteur Mazade, qui dit avoir employé aussi avec succès la liqueur arsenicale comme antipériodique.

D'autre part, quelques nouveaux essais tentés à notre prière, à Paris, n'ont donné que des résultats insignifiants, et un médecin de nos amis, qui pratique depuis longues années dans une contrée où règnent habituellement les fièvres intermittentes (M. le docteur Pellieux, de Beaugency, membre correspondant de l'Académie), nous a écrit qu'il avait depuis longtemps renoncé aux préparations arsenicales..., ajoutant que l'efficacité du sulfate de quinine était tellement populaire dans les campagnes du voisinage, que difficilement obtiendrait-on des malades l'essai d'une autre médication.

Reste toutefois la question d'économie, question fort importante assurément et sur laquelle nous comprenons très-bien que M. Boudin insiste avec tant de force, tant dans l'intérêt de l'administration que dans celui du public.

Un nouveau témoignage en faveur du traitement arsenical vient d'ailleurs d'être rendu tout récemment par un médecin de Nancy, M. le docteur *Néret*, dans un rapport fait à la Société de médecine de cette ville, pour 1847, sur le service dont il est chargé à l'hôpital Saint-Charles. Pendant le cours de cette année, M. Néret, a eu à traiter 91 sujets atteints de fièvre intermittente (68 hommes et 23 femmes); 28 de ces fièvres ont affecté le type quotidien, 60 le type tierce, et 3 ont été erratiques.

La fréquence de ces affections d'une part, de l'autre, la cherté toujours croissante des préparations de quinquina (dit le Rapport) ont attiré de nouveau l'attention des praticiens sur les succédanés de cette

précieuse écorce. De toutes les substances proposées, aucune ne semble être plus utile que l'acide arsénieux, récemment remis en honneur
par M. le docteur Boudin. M. Néret a expérimenté ce médicament dans
son service à l'hôpital Saint-Charles, et vous a fait connaître le résultat de ses observations.

L'activité si grande de cet agent thérapeutique exige que l'on apporte la plus sévère attention dans son mode de préparation ; aussi
M. Néret entre-t-il tout d'abord dans quelques détails sur la manière
dont la solution arsenicale est préparée et administrée à Saint-Charles.
M. Boudin avait recommandé l'emploi de l'eau distillée comme dissolvant, mais M. Néret a reconnu que notre eau de fontaine pouvait facilement atteindre ce but ; en conséquence, voici sa formule :

Eau de fontaine, 2,000 grammes (2 litres).

Acide arsénieux, 0 gr. 40 centigrammes.

Après avoir opéré la dissolution , on filtre à travers le papier gris
pour être sûr qu'aucune partie d'acide n'est restée en suspension. La
dose de cette liqueur a été pour les adultes de 150 grammes dans les
vingt-quatre heures, administrée en trois fois, le matin, à midi et le
soir, ce qui fait en tout 0 gr. 03 centigrammes d'acide arsénieux.
Chez les vieillards (de 70 à 80 ans) on a donné de deux à trois doses,
tandis qu'une demi-dose à une dose et demie , rarement deux, étaient
administrées aux enfants de dix à quatorze ans.

L'efficacité de cette préparation est, suivant notre confrère, aussi
grande que celle du sulfate de quinine, puisque, ordinairement, la fièvre cesse du troisième au quatrième jour. Toutefois, l'acide arsénieux
n'empêche pas plus les récidives que cette dernière substance ; mais,
chose remarquable, les deux médicaments se viennent parfois réciproquement en aide pour amener une guérison définitive.

Non moins que le sulfate de quinine, l'acide arsénieux s'est montré
très-efficace contre les engorgements de la rate. Quant à l'œdème et aux
autres collections séreuses qui s'observent si souvent à la suite des fièvres d'accès, quelques diurétiques, notamment l'infusion des feuilles de
digitale, en ont fait promptement justice.

Comme M. Boudin, l'auteur que nous venons de citer constate l'innocuité de l'acide arsénieux, lorsqu'il est très-étendu d'eau (1).

Une curieuse découverte est venue, depuis quelques années, confirmer encore cette innocuité (peut-être même aussi l'efficacité de l'arsenic), non plus, à la vérité, dans les fièvres d'accès, mais dans diverses

____

(1) Voir le Compte-rendu des travaux de la Société de médecine de
Nancy, pendant l'année 1847-48 , par le secrétaire général, M. le docteur
Grand-Jean. Nancy, 1849.

maladies chroniques, et notamment dans les *maladies de la peau*.

Je veux parler de la présence de l'arsenic reconnue au nombre des principes actifs d'un assez grand nombre d'eaux minérales.

Un fait qui semblait alors exceptionnel et isolé, signalé dès 1839 à l'Académie des sciences, par un pharmacien militaire, devint, plus tard, à l'Académie de médecine, l'occasion d'une discussion que nous avons analysée plus haut. Ce fait, c'était la présence constatée par l'analyse chimique d'une certaine quantité d'arsenic dans une source thermale de l'Algérie.

Cette source, d'après le rapport académique, contenait en dissolution, entre autres sels calcaires, de l'arséniate de chaux, en quantité si minime à la vérité, que les habitants pouvaient impunément user habituellement de cette eau pour faire cuire leurs aliments.

L'attention des chimistes s'étant fixée depuis lors sur ce point d'analyse encore ignoré (ainsi que cela s'était vu déjà pour l'iode, pour le brôme, dont l'existence à doses minimes, dans certaines eaux minérales, était restée ignorée parce qu'on ne s'était point avisé de l'y rechercher), l'arsenic fut trouvé dans un assez grand nombre d'eaux thermales, comme le constatent en dernier lieu les travaux de M. Chevallier, de l'Académie de médecine.

Un grand nombre d'eaux ferrugineuses, quelques eaux crayeuses et salines, l'eau de Vichy, l'eau de Bussang, plusieurs sources des bords du Rhin, contiennent des quantités minimes d'arsenic. Ce n'est guère que dans les dépôts formés par les eaux minérales que l'arsenic peut être retrouvé en quantité un peu notable, et l'on s'explique ainsi comment l'usage de ces eaux en boisson n'a donné lieu jusqu'ici à aucun accident d'intoxication.

Mais si la présence de l'acide arsénieux ou d'un sel arsenical très-étendu ne peut donner lieu à de semblables accidents, peut-elle être regardée comme venant en aide à l'action thérapeutique des eaux minérales, surtout de celles qui montrent une certaine efficacité dans le traitement des maladies de la peau, bien que ces eaux ne soient pas sulfureuses? Cette opinion, soutenue aujourd'hui par quelques chimistes, n'a rien d'invraisemblable, et, dans tous les cas, elle tendrait à justifier les assertions de M. le docteur Boudin, qui regarde sa liqueur arsenicale comme douée à la fois et d'innocuité et d'efficacité thérapeutique, et qui la juge préférable à toutes les autres préparations, vu la grande quantité de liquide dans laquelle l'acide arsénieux est étendu. Toutefois, lorsque la dilution de cet acide devient telle qu'on peut, en quelque sorte, l'assimiler aux dilutions *homœopathiques*..., et c'est un peu là, croyons-nous, le cas des eaux minérales dans lesquelles l'analyse chimique a fait découvrir des traces d'arsenic, il n'est pas facile de lui assigner une action thérapeutique quelconque. Assurément, nous ne prétendons pas rabaisser les mérites de la liqueur arsenicale que nous avons adoptée dans nos expériences d'après la formule du docteur Boudin. Toutefois, si l'on étend et affaiblit cette formule, comme le font plusieurs praticiens de nos jours, qui n'osent l'administrer que par cuillerée étendue encore dans un verre d'eau ou même davantage, on arrive bientôt à des doses qui se rapprochent réellement jusqu'à un certain point de la médication homœopathique, et l'on finit par s'exposer à tomber dans les illusions que cherchent à propager les homœopathes... Comme nous aurons occasion de le dire plus loin, la formule même de M. Boudin ne détermine très-souvent aucun phénomène direct appréciable chez les sujets vigoureux et bien portants, et il n'est pas toujours facile d'en constater les effets dans le traitement des *maladies de la peau*.

Cette formule, d'ailleurs, n'est pas nouvelle ; ce n'est qu'une modification de la liqueur arsenicale proposée à la fin du siècle dernier, comme un remède spécifique contre le cancer, par Lefebvre de Saint-Ildefond.

II. *Emploi des préparations arsenicales contre le cancer.*

Le prétendu spécifique de Lefèvre de Saint-Ildefond (1775) n'était qu'une solution d'acide arsénieux à dose double de celle que représente la liqueur arsenicale de M. Boudin (voir le premier article de ce Mémoire). Cette liqueur s'administrait, comme nous l'avons dit, à la dose d'une cuillerée à bouche, le matin, mêlée à du lait et à du sirop diacode. Plus tard, on arrivait à une seconde, puis à une troisième cuillerée, dans les vingt-quatre heures. On se servait, en outre, d'applications externes sur les tumeurs ou ulcères cancéreux. Nous avons mentionné le jugement porté sur ce traitement par Desgranges, de Lyon, qui n'en obtint que de fâcheux résultats. C'est sans aucun succès qu'à notre tour nous avons essayé la liqueur arsenicale, affaiblie d'après la formule précédemment indiquée (une dose de demi-centigramme à 1 centigramme par jour, étendue dans 100 grammes d'eau distillée) : non-seulement ce remède est impuissant contre le cancer, mais il provoque facilement des nausées chez les sujets déjà un peu affaiblis par le mal.

L'application externe de la pâte arsenicale d'Ant. Dubois, ou de la poudre très-affaiblie de Dupuytren, agit simplement comme caustique, mais réussit très-bien dans le carcinôme cutané.

Tout récemment encore, par des applications répétées et successives de poudre arsenicale (25 centigrammes d'acide arsénieux, sur 2 grammes de poudre de calomel), nous avons réussi à détruire complétement, chez une femme débile et cachectique, un groupe de petits tubercules carcinomateux, secs et croûteux, qui occupaient le côté gauche du front, dans une étendue à peu près égale à celle d'une pièce de cinq francs.

Mais si ces applications modérées, et faites sur des carcinômes superficiels et légèrement ulcérés, sont toujours innocentes, il n'en est plus de même pour les ulcères profonds et étendus, et surtout pour les plaies qui succèdent à l'ablation du cancer par l'instrument tranchant.

Fernel rapporte qu'une femme, attaquée d'un cancer au sein, sur lequel on appliqua un mélange d'arsenic et de sublimé corrosif, mourut au bout de six jours, avec tous les symptômes de l'empoisonnement. Fusch, qui paraît le premier avoir appliqué, en 1594, l'acide arsénieux, ou arsenic blanc, au traitement du cancer, employait une poudre composée d'arsenic blanc, de suie de cheminée et de racine de grande serpentaire. Cette poudre caustique, appliquée sur les ulcères cancéreux, déterminait la formation d'une escarre, dont la chute laissait une plaie susceptible de guérison. Mais quelquefois il survenait une plaie de mauvaise nature, accompagnée de frissons, de vomissements, de syncopes, etc., qui obligeait de renoncer au remède (voir la dissertation sur la guérison du cancer, de De Houppeville).

Nous avons cité précédemment, d'après la Bibliothèque médicale, les effets fâcheux d'une application de poudre arsenicale caustique sur les gerçures de la peau d'un jeune enfant :

« Je fus mandé, dit l'auteur de l'observation, le 10 juillet 1811, par M. le procureur impérial. Arrivé chez lui, j'y trouvai le nommé Dignarois, armurier, qui venait de lui remettre un petit paquet d'une poudre blanche et fine, qu'on lui avait vendue pour de la céruse. »

Cette poudre fut reconnue, plus tard, pour être de l'oxyde blanc d'arsenic. On s'en était servi, quelques jours auparavant, pour saupoudrer des gerçures avec suintement, que portait, au pli des aines, un enfant de quinze mois. Le premier jour, accroissement de l'inflammation et de la rougeur. Le lendemain, agitation, inquiétude, cris par intervalles. Le troisième jour, nonobstant ce mauvais succès, on continua d'appliquer une légère couche de cette substance sur les petites plaies, qui s'étendirent alors davantage et devinrent livides et noirâtres. Bientôt après, chaleur à la peau, météorisme du ventre, vives angoisses, soif inextinguible, mouvements convulsifs, et mort au cinquième jour.

A l'autopsie, on trouva l'aine droite occupée par une large escarre gangréneuse, qui s'étendait au périnée; le péritoine un peu rosé, injecté à sa face externe; l'intestin distendu par des gaz; la muqueuse épaissie et d'un rouge violet dans le rectum, beaucoup moins rouge dans l'intestin grêle; l'estomac et le tube intestinal tapissés de matière muqueuse.

(*Observation sur les effets de l'oxyde d'arsenic appliqué en topique*, par M. FREISSINOUS, médecin suppléant des hospices civils de Saint-Etienne-en-Forez.)

Il y a quelques années, des poursuites judiciaires furent exercées à Paris contre un empirique qui appliquait un emplâtre arsenical sur les seins cancéreux. L'attention de l'autorité avait été éveillée par le décès d'une femme qui avait succombé à la suite d'un traitement de cette nature.

C'est surtout en provoquant des inflammations gangréneuses graves et étendues que ces sortes de topiques deviennent funestes. Mais il peut arriver aussi, dans certaines circonstances, que l'on voie se développer les accidents généraux dus à l'absorption du poison, et qui n'ont pas toujours été rapportés à leur véritable cause... tels que malaise général, abattement des forces, délire, sorte de fièvre nerveuse, qui devient promptement mortelle.

J'ai vu plus d'une fois, pour ma part, la pâte arsenicale du frère Cosme, si fréquemment appliquée jadis à l'hospice de perfectionnement de la Faculté, donner ainsi lieu à des accidents d'empoisonnement mortels, lorsqu'on s'en servait à la suite de l'ablation par l'instrument tranchant de carcinômes de la face, chez des vieillards et chez des sujets cachectiques. Mais, d'autre part, on sait qu'Antoine Dubois ne craignait pas de l'appliquer sur les larges plaies qui succèdent à l'opération du cancer au sein, sans doute parce que l'absorption et le transport du poison dans les voies digestives sont moins rapides et moins faciles en ce lieu que sur le visage et surtout aux parois de la cavité buccale (1).

Les dangers de l'absorption sont encore beaucoup moins à redouter lorsque le caustique arsenical est appliqué sur une ulcération ancienne; c'est surtout, en effet, lorsque, après l'enlèvement d'un cancer, on voit se reproduire des végétations cancéreuses, que la pâte arsenicale peut être employée avec succès et sans danger.

Si des accidents d'intoxication survenaient après l'application d'un caustique arsenical ou à la suite de l'administration intérieure de l'ar-

____

(1) Voir Patrix, l'Art d'appliquer la pâte arsenicale; Paris, 1816.

senic à dose médicamenteuse, la conduite à tenir ne serait pas la même dans les deux cas. Dans le premier, faire tomber l'escarre et combattre l'inflammation par l'eau froide et les cataplasmes froids, en même temps qu'on chercherait à neutraliser l'acide arsénieux par des lotions alcalines, telle serait l'indication à remplir d'abord. L'espèce de *fièvre nerveuse*, qui se développe en pareil cas, serait ensuite combattue par une sorte de système mixte, et tenant le milieu entre celui des toxicologues de l'école de Paris, qui croient surtout devoir combattre l'*inflammation* des organes, et celui des médecins de l'école italienne qui veulent opposer le régime tonique à l'action, suivant eux, éminemment contro–stimulante de l'arsenic. Le soin d'éviter les émissions sanguines, qui favorisent l'absorption et augmentent la débilité, l'usage de boissons albumineuses et faiblement alcalines, la magnésie à petites doses répétées, l'eau froide, la glace, le lait, le bouillon en petite quantité, tel serait le régime qui me paraîtrait le meilleur. Dans le second cas, celui où l'acide arsénieux a été donné à l'intérieur, on n'a ordinairement à combattre que des accidents locaux dus à la première impression irritative de l'agent toxique sur la muqueuse digestive; alors, la diète, les boissons mucilagineuses suffisent ordinairement. Si l'intoxication était plus profonde et plus prononcée, ce cas rentrerait dans le précédent.

M. Orfila conseille l'usage des diurétiques pour favoriser l'élimination du poison par les urines. Il a constaté, en effet, soit dans les empoisonnements criminels, soit, surtout, dans les expériences faites sur les animaux vivants, que l'arsenic se retrouve dans l'urine, contrairement à ce qui paraît avoir lieu le plus ordinairement lorsque, au lieu d'empoisonnement, il s'agit seulement de l'administration de l'arsenic à dose thérapeutique. Nous avons vu que, dans ce cas, on avait cherché en vain l'arsenic dans l'urine, tandis qu'on l'avait retrouvé dans les selles.

Les boissons que nous avons conseillées nous paraissent suffire, d'ailleurs, même dans ce but; et il ne serait peut-être pas très-prudent, en pareil cas, de recourir aux médicaments diurétiques proprement dits.

Les préparations arsenicales sont surtout dangereuses pour les enfants, les vieillards, les sujets irritables, délicats et cacochymes; il faut donc généralement s'en abstenir dans ces conditions, ou, du moins, ne les administrer qu'à des doses minimes (3 à 4 milligrammes à la fois), très-étendues d'eau, et sous une surveillance attentive des effets produits.

Nous insistons, toutefois, sur ce fait méconnu par les adversaires déclarés de la médication arsenicale, c'est que le danger est toujours annoncé par des signes d'irritation de la muqueuse digestive faciles à reconnaître et faciles à combattre, et que les craintes ultérieures sur des effets éloignés dus à l'absorption lente et inaperçue du remède, sont tout à fait chimériques.

Cette remarque, d'ailleurs, s'applique plutôt au chapitre qui va suivre qu'à celui-ci, car, comme nous avons eu soin de l'annoncer, l'arsenic ne jouit évidemment d'aucune vertu spécifique contre le cancer, et ne doit guère trouver place dans le traitement de cette redoutable affection, si ce n'est comme topique caustique.

Le Mémoire du docteur Godelle sur la nature et le traitement du cancer (tome II, 1836, de la Revue médicale) ; l'ouvrage posthume de G. L. Bayle (publié par son neveu) sur les maladies cancéreuses (Paris, 1839, tome II, pages 474 et 559) ; l'article *Cancer* du Grand Dictionnaire des sciences médicales, par Bayle et Cayol... sont encore aujourd'hui les écrits que le praticien consultera avec le plus de profit, au sujet d'une maladie si complétement rebelle aux ressources de la médecine.

Les auteurs que nous venons de citer s'accordent à regarder comme inefficaces tous les remèdes anticancéreux internes.

Avec nous, ils attribuent seulement une action caustique et par destruction de tissu, aux topiques arsenicaux vantés à tort comme spécifiques.

L'acide arsénieux ou arsenic blanc, qui est ordinairement le principe actif de ces topiques, a été mélangé à ces topiques dans des proportions très-variables.

Cette proportion n'est que d'un seizième dans la pâte arsenicale du baron Dubois, qui a cependant des effets caustiques d'une grande énergie.

Un chirurgien de Metz, le docteur Ibrelisle, n'a pas craint d'élever cette proportion à un cinquième, dans le cas particulier dont nous donnons ici un exposé succinct (1) :

Une jeune femme de vingt-trois ans portait au côté droit du cou une tumeur ulcérée considérable, qui occupait les régions maxillaire et cervicale jusqu'au menton, d'une part, et, d'autre part, jusqu'à la partie moyenne du cou. Cette tumeur, beaucoup moins volumineuse à son début, avait déjà récidivé deux fois, après l'ablation chirurgicale ; elle fut regardée comme de nature *cancéreuse*, et l'on se décida à l'at-

(1) Observation sur une tumeur cancéreuse, guérie par des caustiques concurremment avec l'emploi de moyens internes, par le docteur Ibrelisle Metz 1848.

taquer par des caustiques. Une partie de la tumeur frappée de gan-
grène fut éliminée, tant par la nature que par suite d'applications caustiques de pâte de Vienne et de chlorure de zinc destinées à détruire les
bosselures qui en rendaient la surface inégale et irrégulière.

Les choses ainsi préparées, une composition nouvelle, caustique où l'a-
cide arsénieux entrait pour *un cinquième*, fut appliquée et laissée quatre
jours ; une escarre bien conditionnée fut le résultat de cette application ; l'énucléation s'en opéra en quinze jours, et laissa voir une plaie
simple qui fut facilement cicatrisée à l'aide d'une solution d'acide ci-
trique.

Le traitement avait duré plus de trois mois. Cependant une troisième récidive eut lieu quatre-vingts jours après la guérison. Cette fois,
la tumeur n'avait acquis que le volume d'un œuf ; elle était légèrement
bosselée mais non ulcérée.

On revint au caustique arsenical, et la guérison était obtenue de
nouveau en soixante-dix jours. Le sujet fut présenté guéri, le 4 janvier 1848, à la Société de médecine de Metz : la guérison datait alors
de plusieurs mois.

III. *Emploi de l'arsenic contre les maladies de la peau.*

Lorsque Biett, l'un des premiers, importa à l'hôpital Saint-Louis les
solutions de Fowler et de Pearson, ces préparations jouissaient d'une
vogue qui, pour notre part, ne nous a jamais paru suffisamment justi-
fiée. Dans toute affection dartreuse qui avait résisté aux ressources
usuelles de la thérapeutique, on ne craignait pas de recourir aux préparations arsenicales, et souvent on leur attribuait des guérisons, dont
la plus large part devait être rapportée au temps, au régime, aux
bains et aux autres médications topiques que l'on employait concurremment avec le remède interne. Surtout on se hâtait trop de proclamer
des guérisons qui n'étaient que temporaires, et après lesquelles le mal
ne tardait pas à reparaître. Biett s'efforçait d'expliquer ces récidives
par les mauvaises conditions hygiéniques dans lesquelles retombaient
les sujets au sortir de l'hôpital. Mais il est trop évident que cette ex-
plication ne pouvait s'appliquer aux malades de la ville, chez lesquels
il était facile de constater de même le retour de l'affection cutanée, au
bout d'un certain temps, et surtout qu'elle offrait bien peu de valeur,
en regard de ces cas encore assez nombreux où l'on voyait la maladie
de la peau, d'abord améliorée ou même en apparence guérie, se reproduire sous les yeux du médecin, à l'hôpital même, et chez des sujets qui n'avaient pas encore discontinué le traitement qui avait paru
d'abord si bien réussir. Aussi, pour notre part, avons-nous, depuis

longtemps, abandonné l'usage des préparations arsenicales dans toutes les affections cutanées qui peuvent guérir par d'autres médications, et l'avons-nous réservé de préférence pour celles qui, comme le *psoriasis* ou *lepra* résistent si communément à tous les spécifiques anti-dartreux.

Cependant nous pouvons citer seize cas étrangers au *psoriasis*, dans lesquels l'usage de l'arsenic nous a paru avoir des résultats que nous n'avions pu obtenir des médications précédemment appliquées.

D'abord, quatre cas de *pithyriasis* (dartre furfuracée d'*Alibert*), dont deux se rapprochent un peu, pour l'aspect, du psoriasis. Le premier de ces deux cas a pour sujet un jeune homme de vingt-quatre ans, qui présentait, sur les parties supérieures du corps, de petites élevures rosées irrégulières et squammo-furfuracées; l'éruption datait de six semaines seulement; elle fut guérie par l'usage intérieur de la liqueur de *Pearson*, à la dose graduellement élevée de 1 à 5 grammes par jour. A l'extérieur, lotions chlorurées et bains sulfureux; le traitement dura deux mois. Le second cas se rapporte à une jeune fille de dix-neuf ans, offrant sur l'épaule et le membre supérieur droit une éruption analogue, qui fut guérie en trente-trois jours par le même traitement. Les deux autres cas ont trait au *pithyriasis simple*, et à la variété que j'ai désignée sous le nom de pithyriasis *rosé*. Le premier sujet, ouvrier vernisseur, âgé de vingt-cinq ans, présentait une desquammation sèche et furfuracée presque générale du tronc et des membres supérieurs, sans coloration bien prononcée; la résolution s'opéra en vingt-six jours, sous l'influence de la *liqueur acide* (1 centigramme d'acide arsénieux chaque jour dans 100 grammes d'eau distillée), des bains sulfureux et des lotions chlorurées.

Enfin le pithyriasis rosé occupait le torse d'une jeune fille de dix-neuf ans, dont la guérison fut obtenue en dix-huit jours, et qui ne prit que la liqueur acide et des bains simples sans autre topique.

Les douze cas restants se rapportent à des maladies de la peau diverses, que nous allons rapidement énumérer.

1° *Acne sebacea* du visage et des parties génitales. Une dame, âgée de cinquante et quelques années, présentait sur les sourcils, les ailes du nez et le voisinage des joues, au pli de la cuisse, et sur le voisinage des grandes lèvres, des concrétions croûteuses, grasses, d'un blanc jaunâtre sale, avec rougeur et prurit, suite d'une irritation et d'une sécrétion morbide des follicules sébacés de ces régions. Les dépuratifs, les purgatifs, les sulfureux, tant à l'extérieur qu'à l'intérieur, avaient échoué. Elle guérit par l'usage combiné de la liqueur acide à l'intérieur, et des lotions avec une solution de sublimé (*eau rouge* de l'hôpital Saint-Louis) à l'extérieur.

2° *Impetigo* (dartre crustacée d'Alibert). Une femme, âgée de trente-huit ans, affectée depuis longtemps d'une éruption impétigineuse grave, répandue sur les membres, qui résista aux sulfureux et aux purgatifs, fut ensuite assez rapidement guérie par l'usage interne de la liqueur acide et externe des bains alcalins. Cette malade séjourna à l'hôpital près de dix mois.

3° *Lichen.* Un valet de chambre, âgé de trente ans, était sujet à une affection papuleuse et prurigineuse, se répandant sur presque toute la surface du corps. La liqueur acide jointe aux lotions chlorurées, aux bains de vapeur et aux fumigations sulfureuses, amena la résolution en vingt-cinq jours.

Un homme, âgé de vingt-neuf ans, voyait se reproduire tous les hivers sur les jambes une éruption papuleuse, dont il attribuait l'origine à une gale contractée d'un chameau du jardin des plantes, plusieurs années auparavant. La liqueur acide, employée d'abord ave avantage, parut l'occasion du développement d'une fièvre inflammatoire qui détermina rapidement la résolution de l'éruption en vingt-cinq jours.

Un garçon de vingt-trois ans présentait une éruption lichénoïde suspecte, que nous traitâmes en vain, durant un mois, par la liqueur acide. Le *sirop de deuto iodure ioduré* employé, alors comme anti-syphilitique, résolut rapidement l'éruption.

Un homme âgé de vingt-quatre ans portait, sur les membres particulièrement, une éruption papulo-psoriasique, datant seulement de six semaines. Il fut amélioré par les bains alcalins, les lotions chlorurées et la solution de Pearson, à la dose de 2 grammes par jour. Le traitement dura trois mois, et le malade quitta l'hôpital avant que la guérison fût complète.

4° Deux cas d'*érythème* chronique m'ont paru assez graves pour tenter l'emploi de la liqueur acide. Le premier était un érythème induré de la face dorsale des mains, chez une cuisinière. Des lotions d'eau de goudron, et des bains sulfureux furent les seuls topiques employés concurremment avec le remède arsenical ; la résolution fut obtenue en vingt-cinq jours. Le second cas était un exemple d'*erythema læve*, occupant la même région, sur un charretier âgé de cinquante-trois ans, et existant depuis un grand nombre d'années. (Des cas de ce genre ont été confondus à tort avec *la pellagre*, par des médecins instruits, d'ailleurs, mais manquant d'une expérience suffisante en pathologie cutanée.) La liqueur acide, les bains sulfureux, et une cautérisation superficielle avec le nitrate acide de mercure, amenèrent la résolution en un mois.

5° *Affections tuberculeuses.* Un serviteur, âgé de vingt-un ans, fut guéri en cinq semaines d'un *lupus* sous-nasal, en récidive, par la liqueur acide à l'intérieur, une cautérisation avec le nitrate acide de mercure suivies de bains de vapeur, et de pommade au protoiodure de mercure, à l'extérieur. Un *esthiomene-frambœsia* des mains et des avant-bras, ou lupus simulant le *pian*, contre lequel avaient échoué la cautérisation avec le nitrate acide de mercure et l'administration intérieure de notre *sirop de deuto iodure ioduré* (1), fut traité ensuite par le caustique de Vienne et l'usage interne de la liqueur acide. Ce second traitement, suivi de succès, dura trois mois et demi.

Un cas grave de *radesyge* (éruption générale de tubercules ulcéreux et croûteux, qui est endémique sur les côtes de Norwège), chez un homme de vingt-neuf ans, traité en vain par l'iodure de potassium, les pilules de proto iodure de mercure, le sirop de deuto iodure, les bains de sublimé, etc., fut enfin amené à un état de résolution très-avancé, par l'usage intérieur de la liqueur acide. Le malade put sortir dans un état assez satisfaisant, après quatorze mois de séjour à l'hôpital... Mais il y eut récidive plus tard de cette cruelle et jusqu'ici incurable affection.

6° Enfin, j'ai administré une fois la liqueur acide durant dix-huit jours, à un misérable ivrogne affecté du plus hideux *prurigo*, (combinée d'ailleurs avec l'usage externe des bains sulfureux et des lotions chlorurées), et le malade voulut sortir dans un état de résolution et d'amélioration très-avancées.

En somme, chez ces seize sujets, d'âge et de sexe différents, la liqueur acide a paru utile dans l'*acne sebacea* l'*érythème chronique*, le *lichen invétéré*, le *pithyriasis*, l'*esthiomène*, l'*impetigo*... Mais toujours des médications topiques ont aidé à la guérison. Quant au *psoriasis*, il nous sera facile d'établir notre examen thérapeutique sur une bien plus grande échelle.

En effet, nous pourrons opposer quatre-vingt-dix-huit cas, traités par les préparations arsenicales, à cent dix-neuf traités par d'autres médications, et à dix-sept cas où des crises naturelles ont fait les frais de la guérison; total deux cent trente-quatre cas.

Parlons en premier lieu des faits de la première catégorie.

Tous les dermatologues ont été à même de vérifier les assertions suivantes que j'ai pris soin, dans d'autres écrits, de formuler d'une

____

(1) Je rappelle ici que ce sirop est un sirop de sucre blanc, contenant par cuillerée un centigramme de bi-iodure de mercure, et cinquante centigrammes d'iodure de potassium.

manière plus nette et plus précise qu'on ne l'avait fait avant moi.

Toutes les fois que survient, dans le cours d'une maladie chronique de la peau (et cela, aussi bien dans les affections scrofuleuses et dans les *syphilides* que dans les affections dartreuses proprement dites), une fièvre, une phlegmasie interne, ou même une éruption aiguë, telle que l'érysipèle, par exemple, ou la variole, la maladie chronique est puissamment modifiée par l'affection aiguë ; quelquefois la résolution est complète (et c'est ce qu'on a souvent confondu avec la répercussion), mais dans beaucoup de cas elle n'est pas durable, et la maladie cutanée reparaît plus ou moins longtemps après la guérison de l'affection aiguë intercurrente.

Nous avons expliqué ailleurs comment devaient être interprétées beaucoup d'observations publiées à tort comme des exemples de *répercussion*, tandis que la disparition de la maladie de la peau ne devait être regardée en réalité que comme un effet et non point comme une cause. Le *psoriasis* qui, de toutes les affections dartreuses est, sans contredit, la plus tenace, la plus opiniâtre, celle qui se reproduit le plus constamment après avoir paru guérie, est cependant, comme toutes les autres éruptions chroniques, susceptible de disparaître et même de disparaître sans retour par le fait d'une maladie aiguë intercurrente.

Un homme âgé d'une cinquantaine d'années était jadis atteint d'un *psoriasis diffusa*, caractérisé par des élevures arrondies, confluentes, sèches et couvertes d'écailles blanches et brillantes, qui occupaient plus particulièrement les membres supérieurs, et notamment la face dorsale des avant-bras et les environs du coude. Il avait inutilement subi plusieurs traitements, lorsque, ayant passé l'automne dans une campagne humide, il contracta une fièvre intermittente tierce. Dès les premiers accès, le *psoriasis* disparut, mais il se reproduisit plus tard. La fièvre ayant récidivé dans les deux années suivantes, la maladie cutanée, successivement améliorée après chaque attaque, finit par disparaître sans retour. La guérison s'est maintenue depuis une dizaine d'années.

Une fille de vingt-sept ans était, en 1842, à l'hôpital Saint-Louis, pour s'y faire traiter d'un *psoriasis inveterata* ; une grippe fébrile qui régnait dans les salles, comme en ville, se déclara, et un mois plus tard il n'y avait plus trace de la maladie de la peau. Nous avons revu ultérieurement cette jeune femme, et le psoriasis n'est plus revenu.

Au contraire, chez un ancien militaire qui, pendant un grand nombre d'années, avait en vain subi les traitements les plus actifs pour se délivrer d'un *psoriasis diffusa*, qui couvrait presque tout le corps de larges plaques rouges et écailleuses, la guérison qui deux fois avait pu être espérée, la première fois à la suite de l'usage des eaux d'Uriage, la seconde fois à la suite d'une chute de voiture , suivie d'accidents cérébraux fébriles, contre lesquels les antiphlogistiques les plus énergiques avaient été dirigés ; la guérison, dis-je, apparente, qui s'était soutenue d'abord pendant plusieurs semaines, puis pendant plusieurs mois, s'est démentie, et le *psoriasis* ne tarda pas à reparaître aussi intense et aussi général qu'auparavant.

A l'hôpital, le plus grand nombre d'exemples de disparition naturelle du psoriasis, dont nous avons été témoins, se rapportaient à une grippe fébrile, ou fièvre catarrhale , comme dans le cas exposé ci-dessus. D'autres à la fièvre intermittente ou à la fièvre typhoïde, deux à la varicelle , un autre à l'érysipèle facial , enfin un dernier à une roséole fébrile, provoquée par l'administration du baume de copahu à haute dose, contre une ophthalmie blennorrhagique chez un sujet atteint en outre de *psoriasis guttata*.

Nous avons vu notamment, dans une grippe fébrile grave, se résoudre rapidement un psoriasis ancien , et resté sous nos yeux plusieurs mois stationnaire, malgré l'emploi de diverses médications actives , et notamment de l'huile de foie de morue à l'intérieur et à l'extérieur, des purgatifs , des bains sulfureux, etc.

Nous ne saurions affirmer que les dix-sept cas cités comme exemples de guérison par une crise naturelle puissent être rangés au nombre des faits de guérison absolue , car il est plusieurs individus que nous n'avons pas eu occasion de revoir ; bien plus, nous avons pu constater le retour du *psoriasis*, au bout d'un certain temps, chez trois d'entre eux.

D'ailleurs, cette récidive, ainsi que nous l'avons déjà fait remarquer, ne se voit que trop souvent dans les cas où le psoriasis a paru céder à quelques-unes des médications actives les plus vantées contre les affections dartreuses en général , et contre les éruptions squammeuses en particulier. Aussi ne faut-il pas s'abuser sur le nombre apparent des guérisons que nous allons citer dans les deux autres catégories qui nous restent à exposer. Nul doute que beaucoup de sujets notés comme guéris, auront pu voir se reproduire ultérieurement la maladie de la peau dont ils avaient été temporairement délivrés, mais comme ils sont sortis de l'hôpital, en apparence guéris, et que nous n'avons pas eu occasion de les revoir , il ne nous a pas été possible de constater la durée de la guérison obtenue. Cette réserve faite (et malheureusement elle n'a point toujours été gardée par les dermatologues en renom), nous passerons, dans un prochain article, à l'analyse rapide des deux dernières catégories, l'une comprenant les maladies traitées par les préparations arsenicales, l'autre, celles qui ont été soumises à des médications diverses, que l'on pourra comparer avec la médication arsenicale.

Nous avons divisé en deux classes nos observations relatives au traitement des affections squammeuses (*psoriasis* et *lepra vulgaris*).

Les unes ont trait aux sujets soumis à diverses médications usitées dans les maladies dartreuses ;

Les autres sont relatives aux sujets traités par la médication arsenicale.

Cette seconde division comprend quatre-vingt-dix-huit malades, dont quarante ont été guéris, soit par la solution de Pearson (à la dose de 1 à 3 grammes par jour, élevée quelquefois jusqu'à 5 ou 6), soit plus communément par la liqueur acide, formulée précédemment, dont la dose ordinaire représentait un centigramme d'acide arsénieux en solution dans 100 grammes d'eau.

Mais, comme nous l'avons déjà remarqué, tous ces individus ont employé concurremment des remèdes topiques qui ont dû contribuer à la guérison, tels que, bains de vapeur, bains sulfureux, fumigations sulfureuses, lotions chlorurées, pommades résolutives. Quelques-uns seulement n'ont pris que les bains (ordinairement impuissants quand ils sont employés seuls), et n'ont point usé d'autres topiques (1). Vingt cas ont été réfractaires au traitement, bien que pour quelques-uns le séjour de l'hôpital ait été prolongé durant plusieurs mois.

Les autres malades n'ont éprouvé qu'une amélioration et une résolution de l'éruption, qui ont permis la sortie de l'hôpital, mais qui ne sauraient équivaloir à une guérison. Chez plusieurs, la récidive a eu lieu au bout d'un certain temps.

Donc, en résumé, sur quatre-vingt-dix-huit cas de psoriasis, traités par les préparations arsenicales (secondées par l'usage des bains et divers topiques), nous trouvons quarante guérisons, vingt-deux cas d'insuccès et trente-huit cas d'amélioration ou de résolution, soit incomplète, soit passagère. Cette proportion est certainement encore trop avantageuse au traitement arsenical, et je ne doute pas que parmi les quarante cas de guérison, on ne doive compter plusieurs récidives.

Voyons maintenant les résultats obtenus dans les cent dix-neuf cas où les préparations arsenicales n'ont point été administrées. Les mé-

(1) Nous donnons un peu plus loin l'indication des observations particulières qui font la base de ce relevé clinique, observations que nous avons jugé inutile et fastidieux de reproduire avec tous leurs détails.

◦dicaments externes sont restés les mêmes, quelquefois même ils ont été employés seuls. (Voir le relevé des observations à la fin du mémoire.)

Nous comptons ici cinquante-neuf guérisons, la moitié des sujets, proportion plus forte, par conséquent, que pour le traitement arsenical, mais sujette aux mêmes réserves pour la durée et la solidité de la cure. La plupart de ces malades ont pris à l'intérieur des purgatifs, soit les pilules de Belloste, soit l'eau de Sedlitz (beaucoup plus habituellement), soit le jalap. Quelques-uns ont pris l'acétate d'ammoniaque, trois fois seulement le sirop de deuto iodure ioduré (ils avaient des antécédents syphilitiques) ; un assez grand nombre usaient alternativement de l'eau sulfureuse d'Enghien et de l'eau de Sedlitz. De tous les topiques résolutifs employés, la pommade au goudron s'est montrée la plus active et la plus efficace ; tellement que l'éruption, restée stationnaire chez plusieurs sujets, n'a cédé que lorsqu'on l'a attaquée avec ce topique. Toutefois, les bains de vapeur, les fumigations sulfureuses et les bains sulfureux se sont toujours montrés de puissants auxiliaires ; ils ont même eu, dans certains cas, tous les honneurs de la cure. Il n'en a pas été de même des bains de sublimé, vantés outre mesure par un professeur de la Faculté de Paris. Nous les avons essayés pendant vingt, trente, quarante jours de suite, chez une douzaine de malades. Un seul en a éprouvé des effets bien supérieurs à ceux des autres bains salins ; chez plusieurs individus, ils n'ont produit aucune amélioration. Notre formule était la suivante :

25 grammes de sublimé corrosif dans 120 grammes d'alcool ajoutés à une bouteille d'eau distillée qu'on versait dans l'eau du bain, au moment de le prendre.

Vingt-trois cas ont été réfractaires au traitement, après un séjour à l'hôpital variant de un à plusieurs mois. C'est encore une proportion plus avantageuse que pour le traitement arsenical, où vingt cas ont résisté sur quatre-vingt-dix-huit.

Les autres cas ont présenté cette résolution, plus ou moins complète, qui est regardée comme suffisante par les malades, et qui les engage à quitter l'hôpital, sauf à y revenir plus tard, si l'éruption se reproduit de nouveau avec quelque intensité.

On voit, en dernière analyse, qu'en comparant les deux séries de faits qui appartiennent, l'une à la médication arsenicale, l'autre à des médications différentes, on trouve des résultats assez analogues, quoiqu'à tout prendre, plus avantageux encore dans le second cas que dans le premier.

Or, comme dans les deux séries, la médication externe est restée à peu près la même, il paraît très-légitime de conclure que c'est surtout à celle-ci, c'est-à-dire aux bains, aux lotions et aux pommades résolutives qu'il faut attribuer les résultats obtenus. Ces résultats donnent, d'une manière très-générale, un peu moins de la moitié des malades guéris par un traitement dont la durée varie d'un mois à deux, trois, quatre, cinq mois, et quelquefois plus ; un cinquième à un sixième des cas complétement réfractaires, ou à peu près ; le reste, enfin, n'obtenant qu'une résolution, soit incomplète, soit temporaire.

Toutefois, gardons-nous de donner aux relevés arithmétiques la valeur thérapeutique qu'une école moderne s'est efforcée de leur assigner. Ce n'est pas à des masses que le médecin a affaire, c'est à des individus ; et il lui suffit d'avoir constaté l'efficacité d'une certaine combinaison de moyens thérapeutiques, dans un nombre de cas déterminés, pour conseiller ces remèdes aux malades qui recourent à lui, car il ne lui est pas toujours possible de prévoir si l'individu qui le consulte sera appelé à faire partie du chiffre des guérisons ou de celui des insuccès, et, dans le *psoriasis* en particulier, il y a, du moins dans la grande majorité des cas, l'espoir de procurer une amélioration qui pourra se soutenir, au moyen d'une persévérance suffisante dans l'emploi des remèdes qui ont réussi.

Mais, dira-t-on, si les préparations arsenicales n'ont pas montré une efficacité supérieure à celle des autres médicaments, pourquoi les prescrire, puisqu'elles sont plus dangereuses que toutes les autres ? D'abord, nous avons prouvé qu'administrées dans la mesure et avec la surveillance convenables, et surtout à l'état de dilution dans une grande quantité de véhicule aqueux, elles n'offraient pas plus de danger que beaucoup d'autres remèdes, que les purgatifs répétés, par exemple, dont on a fait de tout temps un si grand usage dans le traitement des maladies de la peau. En second lieu, puisque elles ont montré de l'efficacité chez un certain nombre de sujets, comment les bannir du traitement d'affections qui offrent si souvent une opiniâtre résistance à tous les remèdes qu'on leur oppose ? Seulement, nous pensons qu'on a beaucoup exagéré leur vertu et surtout qu'on a beaucoup trop généralisé leur emploi. On doit les réserver uniquement pour les cas réfractaires aux médications ordinaires, et, sous ce rapport, le *psoriasis* rentre parfaitement dans la classe des affections où il est permis d'y avoir recours.

Aussi nous sommes-nous dispensé de rapprocher de nos propres observations celles publiées par d'autres observateurs. Ce n'est pas assurément que nous prétendions suspecter la bonne foi de personne, mais c'est que nous savons combien il est facile de se faire illusion, soit sur la part que l'on peut attribuer aux préparations arsenicales dans les résultats obtenus, soit sur la durée et la certitude de ces résultats. Ne nous est-il pas arrivé [plus d'une [fois à nous-même de regarder comme guéris des sujets chez lesquels l'éruption, seulement palliée, se reproduisait presque aussitôt? N'avons-nous pas vu, sous la seule influence de conditions hygiéniques favorables, disparaître des éruptions dont on aurait pu , sans contredit, attribuer la cure aux préparations arsenicales, si celles-ci avaient été prescrites aux malades ?

Nous ajouterons ici le relevé très-sommaire de nos observations relatives au psoriasis, sans nous astreindre toutefois à faire mention de toutes celles qui ont servi de base aux considérations qui précèdent.

1re Catégorie. — *Psoriasis résolu par l'intervention d'une maladie aiguë.*

Nous avons cité dix-sept cas de ce genre, dont quelques-uns ont été mentionnés plus haut.

Citons encore dans cette catégorie : 1° une jeune et vigoureuse femme, âgée de vingt-cinq ans, peau et cheveux bruns, couverte d'une éruption générale et ancienne de larges plaques rosées, couvertes d'écailles sèches et brillantes, argentines ; le corps et les membres étaient envahis. Plusieurs traitements, restés impuissants, n'avaient jamais produit qu'une amélioration passagère et une résolution incomplète, lorsque, dans un dernier séjour à l'hôpital où elle était de nouveau, depuis environ deux mois, sans grande amélioration... survint de la fièvre, avec symptômes gastriques, bientôt suivie d'un érysipèle très-intense du visage. Cette maladie aiguë amena la résolution complète de l'éruption chronique. Longtemps encore après, on voyait la peau maculée de taches brunâtres, très-légères et très-superficielles, traces de la résolution complète des plaques squammeuses.

2° Une jeune fille, âgée de dix-neuf ans, traitée d'un *psoriasis guttata* répandu en petites plaques rosées, squammeuses, lenticulaires, sur les membres et sur plusieurs points du tronc et du visage. L'usage interne de la *liqueur acide*, combiné à l'usage externe des bains de vapeur et des lotions chlorurées, avait amené, en quelques semaines, un commencement de résolution, lorsque celle-ci fut rapidement et complétement opérée par l'invasion d'une *varicelle*, précédée de deux à trois jours de fièvre assez intense. Cette jeune fille sortit guérie de l'hôpital, où elle n'avait fait qu'un séjour de deux mois et demi.

3° Une femme âgée de soixante-trois ans, atteinte d'un *psoriasis diffusa* amélioré par l'usage de la pommade au goudron, des lotions chlorurées et des bains sulfureux. Une grippe fébrile violente et tenace la saisit : la toux persista plusieurs mois ; mais l'éruption chronique disparut complétement, et la malade sortit guérie.

4° Plusieurs autres sujets guéris de même par l'invasion de la grippe, notamment un jeune garçon de treize ans, couvert d'une éruption squammeuse générale de *psoriasis diffusa*, restée stationnaire pendant plusieurs mois malgré l'usage des bains, des purgatifs, de l'huile de foie de morue à l'intérieur et à l'extérieur, etc. Une grippe fébrile survint et amena la résolution complète de l'éruption. Il sortit guéri après huit mois de séjour dans nos salles.

5° Une femme de trente-trois ans, en récidive d'un *psoriasis palmaria* de la main droite, qui avait résisté à plusieurs traitements, fut guérie en dix jours par l'invasion d'une fièvre catarrhale.

2ᵉ Catégorie. — *Psoriasis traité par la médication arsenicale.*

Un charbonnier, âgé de quarante-trois ans, dont toute l'étendue des téguments était rouge, sèche, écailleuse, depuis plusieurs années, fut soumis à l'usage de la liqueur acide : chaque matin, 100 grammes d'eau distillée contenant en solution un centigramme d'acide arsénieux. Cette dose fut parfaitement supportée, et ne détermina aucun accident. On y joignit l'usage des bains de vapeur et de la pommade au goudron. La résolution était obtenue après deux mois et demi de traitement.

Au contraire, une femme âgée de cinquante-quatre ans, dont le tronc et les membres présentaient ces larges anneaux de plaques squammeuses, disposées en bandes circulaires, que l'on désigne plus particulièrement sous le nom de *lepra vulgaris*, fut traitée pendant neuf mois consécutifs sans accident aucun, il est vrai, mais aussi sans succès, par la liqueur acide à l'intérieur, les bains de vapeur et les fumigations sulfureuses à l'extérieur.

Plusieurs autres sujets ont été guéris après deux, trois ou quatre mois d'éruption générale de *psoriasis guttata, diffusa, inveterata*, la plupart se servant à l'extérieur de la pommade au goudron et des lotions chlorurées ; quelques-uns, en petit nombre, n'ayant joint à la liqueur arsenicale que l'usage des bains.

Une femme, âgée de vingt ans, portant des plaques squammeuses seulement aux coudes et aux genoux, fut prise, après un mois de traitement par la liqueur arsenicale, qui avait été portée à la dose un peu forte de 150 grammes par jour (7 et 8 centigrammes d'acide arsénieux), d'une gastro-entérite fébrile. Cette maladie aiguë se termina heureusement et amena la résolution complète de l'éruption chronique. La malade sortit guérie de l'hôpital, après deux mois de séjour. Mais cette guérison ne se soutint pas, et, trois mois plus tard, le psoriasis récidiva.

Un homme, âgé de quarante-cinq ans, atteint d'un psoriasis général qui lui donnait, après la chute des squammes, l'aspect d'un homard cuit..., fut guéri, après deux mois et demi de séjour, par l'usage intérieur de la liqueur arsenicale, et extérieur des bains de vapeur et des fumigations sulfureuses, sans aucune pommade ni lotion.

Un cocher, âgé de quarante ans, fut guéri de même, au bout de deux mois, par l'usage intérieur de la solution de Pearson, élevée à la dose de 6 grammes par jour. Il n'employa pas non plus de pommade ; mais, outre l'usage des bains sulfureux et des fumigations sulfureuses, il se servit journellement de lotions avec l'eau additionnée de chlorure de soude (liqueur de Labarraque), dans la proportion d'environ 120 grammes pour un litre d'eau.

Une fille de vingt ans, atteinte de *psoriasis inveterata*, sortit, au contraire, de l'hôpital non guérie, après six mois de traitement par la solution de Pearson élevée à la dose de 6 grammes par jour, et par l'usage alternatif des fumigations sulfureuses et des bains de vapeur.

Un jeune homme de vingt-six ans, atteint d'un psoriasis général, traité par la même solution à la dose progressivement élevée, sans aucun accident, de 1 à 6 grammes, sortit guéri après trois mois et demi de traitement. Ajoutons que divers topiques vinrent seconder la médication arsenicale, savoir : la pommade à l'iodure d'ammoniaque, les lotions chlorurées et les bains sulfureux.

Un autre homme, âgé de vingt-neuf ans, portait une éruption squammeuse générale très-intense, mais assez récente, et vierge encore de tout traitement. Il fut mis à l'usage de la solution de Pearson (portée à 5 grammes par jour), de la pommade à l'iodure d'ammoniaque, des lotions chlorurées, des bains alcalins et des fumigations sulfureuses. Il est sorti guéri après cinquante-quatre jours de traitement.

Une femme, âgée de quarante-trois ans, et affectée d'une éruption tout aussi grave, mais plus ancienne, guérit par le même mode de traitement. On dut cesser chez elle l'usage intérieur de la liqueur arsenicale, lorsque la dose en eut été progressivement élevée à 7 centigrammes, à cause de quelques indices légers d'irritation gastrique. Cette femme sortit guérie de l'hôpital, après trois mois et demi de séjour.

Nous avons en ce moment dans nos salles un assez grand nombre de malades (hommes et femmes), atteints de *psoriasis*, qui, depuis plusieurs semaines ou plusieurs mois, font usage de la dose quotidienne de 100 grammes de liqueur acide, non-seulement sans éprouver aucun accident, mais même sans qu'aucun phénomène appréciable révèle l'action de l'acide arsénieux.

3ᵉ CATÉGORIE. — *Psoriasis traité par d'autres médications que la médication arsenicale.*

Nous ne citerons que quelques-uns des faits nombreux qui composent cette catégorie.

Une jeune fille de quatorze ans portait aux jambes une éruption squammeuse de *psoriasis diffusa*. Des plaques rosées, squammeuses, confluentes, revêtaient d'un enduit écailleux le devant des deux jambes. On lui prescrivit pour tout traitement intérieur le sirop antiscorbutique ; les moyens externes furent les bains sulfureux et l'*huile de cade*. Au bout d'un mois, la résolution était obtenue.

Une femme, âgée de cinquante-un ans, était en traitement depuis plusieurs mois par les fumigations sulfureuses, les bains de vapeur, la pommade au goudron, et, à l'intérieur, l'usage alternatif de l'eau d'Enghien et de l'eau de Sedlitz ; l'eau sulfureuse et l'eau purgative étant prises chacune à la dose d'un verre, le matin à jeun, à jours alternes. Le *psoriasis*, en résolution sur le reste du corps, résistait opiniâtrément aux jambes, lorsqu'un érysipèle ambulant se déclara, et finit par amener la mort.

Une jeune femme de vingt-neuf ans avait été traitée en province par la cautérisation des plaques squammeuses avec le nitrate acide de mercure. Des cicatrices blanches, semées sur les membres, offraient la trace indélébile de ces cautérisations. Mais de nouvelles plaques de *psoriasis* étaient survenues depuis, tant sur les membres que sur quelques points du tronc, ayant cette forme lenticulaire, discrète, qui a reçu le nom de *psoriasis guttata*. La résolusion fut obtenue, après quatre mois de traitement, par les bains sulfureux (sans autre topique), et l'usage intérieur et alternatif, comme dans l'observation précédente, de l'eau d'Enghien et de l'eau de Sedlitz.

Un jeune garçon de treize ans, assez délicat, sur lequel nous tentâmes l'emploi de la liqueur acide, ne put la supporter : il fut pris de nausées, vomissements, coliques et diarrhée. Ces accidents, d'ailleurs, n'eurent aucune suite, et il put ultérieurement être soumis sans inconvénient à l'usage alternatif de l'eau d'Enghien et de l'eau de Sedlitz. On employa concurremment les bains sulfureux, les lotions chlorurées, la pommade au goudron. Mais on n'obtint qu'une résolution fort incomplète du *psoriasis guttata* dont il était affecté. Il sortit de l'hôpital, seulement amélioré, après environ trois mois de séjour.

Une fille de vingt-six ans fut guérie en trois semaines, par le seul usage des topiques (bains de vapeur et fumigations sulfureuses, pommade au goudron, lotions chlorurées), d'un *psoriasis* récent et peu intense, qui avait motivé son admission dans nos salles.

Un Polonais, âgé d'environ quarante ans, était atteint d'un *psoriasis* général; il fut traité, sans aucun succès, pendant cinquante-deux jours, par les bains sulfureux et les fumigations cinabrées, et l'usage intérieur de notre *sirop de deuto iodure ioduré.*

Un jeune homme de vingt-quatre ans, qu'un premier traitement de plusieurs mois de durée avait débarrassé d'une éruption squammeuse générale, rentra avec de nouvelles plaques de *psoriasis diffusa*, qui s'étaient reproduites seulement aux coudes et aux genoux. Il fut mis à l'usage des bains de vapeur, des fumigations sulfureuses et de la pommade au goudron. A l'intérieur, deux verres d'eau de Sedlitz tous les jours. Il sortit guéri au bout de cinquante-quatre jours.

Une femme âgée de vingt-cinq ans, ayant les membres (et plusieurs points du tronc) couverts de plaques squammeuses de *psoriasis guttata*, fut traitée inutilement pendant six semaines par les bains de sublimé. On obtint ensuite assez promptement la résolution de l'éruption, par l'usage alternatif des bains de vapeur et des fumigations sulfureuses et les onctions de la peau avec la pommade au goudron.

Un jeune garçon de dix-neuf ans fut de même inutilement traité d'un *psoriasis* général, pendant deux mois et demi, par les bains de sublimé.

Le même remède se montra impuissant chez un homme de trente-quatre ans, en état de récidive d'une affection squammeuse générale, qui fut ensuite résolue sous l'influence d'une bronchite fébrile. Il sortit guéri de l'hôpital, après trois mois de séjour.

Une jeune fille de seize ans était affectée d'un psoriasis général, qui avait résisté à beaucoup de médications externes et internes; l'usage de la pommade au goudron, employée seulement durant les dernières semaines, amena la résolution. Cette malade était restée à l'hôpital plus d'un an.

Cette pommade réussit également bien chez plusieurs malades, où elle fut à la vérité secondée par l'action des bains, des lotions chlorurées et des purgatifs à l'intérieur.

Un garçon jardinier, âgé de vingt-six ans, avait tout le tronc couvert d'une rougeur squammeuse presque continue, en quelque sorte intermédiaire entre le *psoriasis diffusa* et le *pithyriasis rubra*; il fut soumis au traitement suivant : bains de vapeur, lotions chlorurées, onctions avec l'onguent citrin étendu de quatre parties d'axonge, eau de Sedlitz à l'intérieur, un verre tous les jours. Au bout d'un mois, la résolution était si avancée qu'il voulut sortir.

Un homme, âgé de trente-deux ans, atteint d'un *psoriasis guttata* semé en larges plaques squammeuses, bien discrètes, sur les membres, fut guéri par le *sirop de deutoiodure ioduré*, les lotions chlorurées, les fumigations sulfureuses et les bains sulfureux. Ce traitement dura deux mois.

Un laboureur, âgé de trente-un ans, atteint d'un *psoriasis diffusa* général, déjà traité inutilement par les **préparations arsenicales** et notamment par la liqueur de Pearson, fut soumis en vain, dans nos salles, durant dix mois et demi, à diverses médications, et notamment à l'usage des pilules de jalap, à dose énergiquement purgative, répétées tous les deux jours pendant plusieurs semaines.

Un garçon âgé de quatorze ans, atteint de *psoriasis guttata*, **fut** guéri, en deux mois, par l'emploi des bains sulfureux et de la pommade au protoiodure de mercure, sans aucun remède interne.

Un homme, âgé de quarante-cinq ans, atteint d'un *psoriasis inveterata*, surtout prononcé aux membres inférieurs, fut guéri de même en deux mois et demi, sans aucun remède intérieur, par l'usage des lotions chlorurées, de la pommade à l'iodure d'ammoniaque, des bains alcalins et des fumigations sulfureuses.

Une jeune fille de vingt-deux ans, atteinte de *psoriasis diffusa*, et soumise inutilement, pendant deux mois, au traitement *hydrothérapique*, fut guérie ensuite par l'emploi des bains alcalins et sulfureux et de la pommade à l'iodure d'ammoniaque, toujours sans remède intérieur. Elle resta à l'hôpital un peu plus de cinq mois.

Chez quelques autres sujets affectés d'éruptions squammeuses graves et anciennes, nous joignîmes, aux moyens précédents, l'usage intérieur des pilules de Belloste (quatre à huit tous les deux jours, le matin à jeun). La guérison fut obtenue au bout d'un laps de temps qui varia de un à quatre mois.

RÉSUMÉ GÉNÉRAL ET CONCLUSIONS.

I. La médication arsenicale tentée par les anciens, renouvelée et généralisée par les praticiens du dix-huitième et du dix-neuvième siècle, ne peut être regardée comme innocente qu'aux conditions suivantes :

1° Employer une préparation et des doses rigoureusement précisées, se servir de préférence de la forme liquide, et employer, soit les sels arsenicaux de soude ou de potasse, soit l'acide arsénieux, mais toujours étendus dans une grande quantité d'eau.

La dose journalière pour les adultes peut alors être portée sans danger à 1 centigramme, et même dans quelques cas exceptionnels élevée jusqu'à 2, 3, 5 centigrammes.

2° Surveiller soigneusement les effets du remède ; le suspendre au moindre indice d'irritation gastrique ou intestinale ; éviter, en général, d'y avoir recours chez les enfants, les sujets irritables, affaiblis, cachectiques.

II. Cette médication réservée pour les maladies tenaces, rebelles, qui résistent aux autres méthodes de traitement, compte des succès dans les fièvres d'accès, les névroses, les névralgies, les affections dartreuses, certaines lésions chroniques des organes circulatoires et respiratoires.

On lui a attribué aussi quelque efficacité dans les affections strumeuses, cancéreuses et syphilitiques.

Ici, il faut se mettre en garde contre les illusions auxquelles expose toute médication *altérante*, c'est-à-dire qui ne produit pas d'effet direct apparent et n'offre pour éléments du jugement à porter que des résultats thérapeutiques auxquels viennent concourir beaucoup d'autres conditions dont il n'est pas facile de faire la part exacte, et notamment *le temps* et les conditions hygiéniques. Que de fois, par exemple, dans la syphilis ancienne, on a attribué, soit aux sudorifiques, soit à un régime particulier, soit à tel remède plus ou moins insignifiant, des guérisons qui n'étaient dues, en réalité, qu'à la cessation des médications actives et nuisibles, au temps et aux nouvelles conditions physiques et morales où le sujet se trouvait placé !

Les traitements *homœopathiques* nous offrent de fréquents exemples de ce genre d'illusions, soit de la part des malades, soit même quelquefois de la part du médecin.

III. Pour l'administration extérieure, on peut employer, soit les solutions précédemment indiquées, à dose plus concentrée, soit les poudres caustiques de Rousselot, de frère Cosme, d'Ant. Dubois, de Dupuytren. Mais généralement, il est sage de s'abstenir de ces sortes d'applications sur les plaies récentes, surtout à la face et dans le voisinage de la cavité buccale.

Les topiques arsenicaux, tant vantés dans les affections cancéreuses, n'y jouissent d'aucune vertu spécifique, mais ils offrent une énergie et une sûreté d'action caustique qui doivent souvent les faire préférer à d'autres.

On a encore employé de toute antiquité les topiques arsenicaux comme *dépilatoires*.

M. Félix Boudet a récemment entretenu l'Académie des dangers que peuvent offrir ces topiques, lorsqu'au lieu d'employer, comme les anciens, les sulfures natifs, on met en usage, comme on le fait généralement aujourd'hui dans l'art de la mégisserie, dans l'art vétérinaire et dans la pharmacie, les sulfures artificiels qui contiennent tous une forte proportion d'acide arsénieux.

M. F. Boudet a constaté, dans les expériences directes auxquelles il s'est livré, que le seul agent dépilatoire de ces composés où entrent l'arsenic et la chaux, n'est que le sulfure de chaux naissant, et que l'arsenic peut très-bien y être remplacé par le sulfure de sodium ou hydrosulfate de soude cristallisé, déjà appliqué avec tant de succès à la préparation des bains de Barèges factices.

Voici donc le dépilatoire qu'il conseille, et que nous proposons avec lui de substituer aux compositions où entre l'orpiment :

Poudre d'amidon...................... 10 grammes.

— de chaux vive.................. 10 grammes.

Hydrosulfate de soude cristallisé......... 3 grammes.

Cette poudre, convertie en pâte par l'addition d'un peu d'eau, s'applique sur la peau que l'on veut dépiler et y supplée très-avantageusement l'action du rasoir.

Imprimerie de Hennuyer et C°, rue Lemercier, 24. Batignolles.